認知症の人の「想い」からつくるケア

在宅ケア・介護施設・療養型病院 編

監修 **井藤英喜**
地方独立行政法人　東京都健康長寿医療センター 理事長

編著 **伊東美緒**
地方独立行政法人　東京都健康長寿医療センター研究所　研究員[看護師]

インターメディカ

監修者のことば

　わが国は、4人に1人は65歳以上という超高齢社会を迎えています。社会の高齢化は、誰が、どのように、どこで高齢者を支えていくのかといった社会・経済的問題をもたらしますので、わが国がどのようにこの問題を解決していくのか、世界が注目しています。

　また、社会の高齢化は医療の面では、認知症、生活習慣病、骨・関節疾患といった慢性疾患の増加をもたらしますので、急性期疾患への対処を中心とした"治す医療"から、慢性疾患への対処を中心とした"治し支える医療"へといった医療のパラダイムの変更が必要となってきます。

　"治し支える医療"といった考え方が必要な疾患の代表的なものは認知症です。わが国の認知症患者は2012年段階で約460万人と言われていましたが、2025年には700万人を超え、65歳以上の5人にひとりは認知症という時代を迎えると予想されています。

　認知症のケアに関する経験の集積や研究の進歩は目覚ましいものがあり、穏やかな生活を送っておられる認知症の方が多くなっています。一方で、残念なことに、いまだに認知症があるというだけで受診を断られたり、入院してもすぐに退院させられたといった方もおられます。

　東京都健康長寿医療センターは、昭和47年に設立されて以来45年間にわたって、認知症の方の介護施設あるいは急性期病院でのケアのあり方を研究所と病院が一体となって研究し、経験を積んでまいりました。現在、当センターは、地域のなかで、高齢者への急性期医療を分担しています。当センターの入院患者の約30％は認知症を合併されていますが、認知症であるが故に急性期医療に支障がで

るということはありませんし、平均在院日数も12日前後で推移しています。また、認知症を合併した高齢者の急性期医療につきものとされる拘束も、短時間の拘束を除き、ほとんど必要がなくなっています。

　このように認知症患者が、穏やかに、難なく妥当な急性期医療が受けられるということの裏には、当センターの看護師、医師、その他の職種のスタッフの認知症ケア能力が極めて高いということがあげられます。

　本書は、「在宅ケア・介護施設・療養型病院編」ですが、姉妹書である「急性期病院編」とともに、それぞれの場での認知症のケアに活かしていただくことを目的に、東京都健康長寿医療センターでの研究や経験で得たエッセンスを中心にまとめたものです。本書、および姉妹書である「急性期病院編」を活用することにより、いままで"面倒"と感じていた認知症ケアが"やりがいのあるケア"に変わることと思います。

　本書および姉妹書である「急性期病院編」が、多くの心ある人に活用され、認知症の方がより良いケア、より良い医療を受けられることを心より願っています。

　最後になりますが、本書の制作にあたり編集に多大な労力を割いていただいた東京都健康長寿医療センター研究所・伊東美緒研究員、そして多忙ななか、すばらしい原稿を執筆していただいたセンター職員の方々、他施設・他機関の方々、またインターメディカの方々にあらためて深謝申し上げます。

2017年7月

地方独立行政法人
東京都健康長寿医療センター　理事長
井藤英喜

CONTENTS

監修者のことば　……………………………………………………… 井藤英喜　*002*
本書を読む前に　……………………………………………………… 伊東美緒　*010*
フローチャート［生活の場面別］ケアのヒント　……………………………… *012*

Chapter 1　認知症に気づき受け入れることの難しさを理解する

Section 1　「いま」のケアを振り返る

① ケアの理念と実践をつなぐために　……………………………………… *016*
② ケアする人＝支援する人？　…………………………………………… *018*
　　CASE 1　ハンカチを拾うことが「できること」を奪う？
③ 「時間がない」との思いが生みだすもの　……………………………… *022*
　　CASE 2　血圧を測ろうとすると、怒りだしたのはなぜ？
④ 「できること」と「できないこと」のとらえ方　……………………………… *026*
　　CASE 3　できないことを実感させられるつらさ
　　CASE 4　あなたのせいではないというメッセージを送る
⑤ 認知症ケア技術の基本①　非言語コミュニケーション　………………… *032*
⑥ 認知症ケア技術の基本②　言語コミュニケーション　…………………… *038*
　　CASE 5　訪室してもしなくても、不安は募る？
　　CASE 6　きちんと声をかけたのに、入浴拒否
⑦ 認知症の人を驚かせないケアの実践　………………………………… *044*
　　CASE 7　寝ている人に驚きと恐怖を与えるオムツ交換

Section 2　身近な人が気づきやすい変化と症状の進行

① アルツハイマー型認知症の初期症状と症状の進行　……………………… *048*
② レビー小体型認知症の初期症状と症状の進行　………………………… *050*
③ 血管性認知症の初期症状と症状の進行　………………………………… *052*

Section 3　身内の認知症に直面した家族の想い

① 認知症であることを受け入れられない家族への対応 ……………… *054*
　　CASE 8　家族の労をねぎらうことで、受診につなげる

② 家族が認知症に気づくことの難しさ
　　──介護の「入り口」に立つうえで ……………………………… *056*
　　CASE 9　実の母でも行動が異常かどうか、判断がつかないこともある

③ 家族が専門職に憤るとき
　　──「あなたは認知症をわかっていない」 ……………………… *060*
　　CASE 10　その人の多様な側面からケアを組み立てる

Section 4　受診を嫌がる本人の想い

① 家族が認めても本人が受診したがらない理由 …………………… *064*
　　CASE 11　母の気持ちの変化のタイミングで、受診を提案

② かかりつけ医がいない場合の困難
　　──介護認定審査を申請できない ……………………………… *068*
　　CASE 12　「役所」という言葉が受け入れのきっかけに

Section 5　ケアをつなぐサービス

① もの忘れ外来の取り組み ………………………………………… *072*
② サービスをどうしても受け入れられない場合 …………………… *076*
　　CASE 13　話し相手になりながら、タイミングをつかむ

③ 介護認定審査とケアプランの作成 ……………………………… *080*

実践の知恵
　❶ **地域包括支援センター・スタッフ**
　　　地域住民と協力・連携して関係性を構築　　　　　　　　　*082*
　❷ **民生委員**
　　　面談で家族と情報を共有し、サポート体制・ケア方針を決定　*084*
　❸ **介護支援専門員（ケアマネジャー）**
　　　認知症の人が混乱する理由を考え「常同行動」を意識したケアを実践　*086*

Chapter 2 各介護保険サービスにおける認知症ケア

Section 1　通所系・訪問系サービスにおける認知症ケア

通所系サービス

① 自宅から通いながら利用する通所系サービス ……… *090*
　CASE 14　サービス利用で家族にもゆとりが生まれる
② サービス利用を嫌がる気持ちを理解する ……… *092*
　CASE 15　散歩プログラムで自由な時間を確保する
　　　　　　サービス利用拒否　　　　　　　　　*096*
　Q&A　サービス利用拒否　　　　　　　　　*098*
　　　　　　帰宅願望　　　　　　　　　　　　　*100*

訪問系サービス

③ 地域での生活を支える訪問系サービス ……… *102*
　CASE 16　ぶつかる意見を調整する訪問看護師
④ 訪問の基本は信頼関係を築くこと ……… *104*
　CASE 17　声かけを続けることで、受け入れてもらう
⑤ 家族へのサポートが必要な場合 ……… *106*
　CASE 18　一人で介護を負担する夫をサポートし、介護疲れを未然に防ぐ
⑥ 訪問介護員と訪問看護師、往診医の連携 ……… *108*
　CASE 19　冷蔵庫の食べ残しに気づき、栄養に関するケア方針を検討
⑦ 地域で生活しながらときどき活用するショートステイ ……… *110*
　CASE 20　よい感情記憶がサービスを受け入れるきっかけになる
　Q&A　物盗られ妄想　　　　　　　　　　　*114*

実践の知恵

❹ デイサービス・スタッフ
　「自分は大切にされている」と感じられる環境をつくる　*116*
❺ 訪問介護員
　会話を否定せず、笑顔で聞き、気持ちを受け止めて、信頼関係を築く　*118*
❻ 訪問看護師①
　いつもの声かけ、笑顔で接して「いつも来るあの人か」と認識してもらう　*120*
❼ 訪問看護師②
　認知症の人と家族や医師との間の信頼関係を築くことの重要性を痛感　*122*
❽ 往診医①
　訪問看護と訪問診療で尊厳をもった生活と安らかな最期を提供する　*124*
❾ 往診医②　思いを尊重し、サポートする　*126*
❿ 訪問歯科医
　認知症の人の想い・考えをもとに、ケアに協力的な態度を導く　*128*
⓫ 訪問リハビリステーション・スタッフ（理学療法士）
　本人の混乱・不安の原因を探し　動作を引きだしやすい環境を整える　*130*

Q&A →詳しい目次を8、9ページに掲載

Section 2　入所施設における認知症ケア

① 入所施設ならではのケアの課題 …… *132*
　　CASE 21　おしゃれ好きなDさんに合わせたルールを検討
② 大規模・中規模施設への入所 …… *134*
　　CASE 22　広いスペースを自由に歩けるエリアとして考える
③ 少人数で生活する場への入所 …… *136*
　　CASE 23　ボランティアの力を借りて「動く機会」を創出

　Q&A　暴言・暴力　　　*138*
　　　　徘徊　　　　　　*140*

実践の知恵
❿ サービス付き高齢者向け住宅・スタッフ
　入居者の「寂しさ」に寄り添いケアプランを考える　　*142*
⓭ 特別養護老人ホーム・スタッフ
　「その人らしさ」に出会うケアを実践する　　*144*
⓮ グループホーム・スタッフ
　倫理の原則に基づいた嘘のないケアの実践を心がける　　*146*

Section 3　療養型病院における認知症ケア

① 療養型病院における認知症ケアのカギ …… *148*
　　CASE 24　やさしく見る、やさしくふれる、
　　　　　　やさしく話すことが、状態の改善につながった?
② 療養病棟の介護とスタッフの葛藤 …… *150*
③ 倫理的側面からケアを選択するとは …… *152*

　Q&A　入浴拒否　　　*156*
　　　　昼夜逆転　　　*158*

実践の知恵
⓯ 療養型病院・スタッフ①
　患者、利用者にとってよりよいケアとは何かを考える文化をつくる　　*160*
⓰ 療養型病院・スタッフ②
　離島ならではの地域性を活かし住み慣れた環境での
　生活継続を目指す　　*162*

Section 4　急性期病院における認知症ケア

① 急性期病院における認知症ケアの重要性 …… *164*

Chapter 3 認知症の人の看取りケア

Section 1 認知症の人の最期と看取りケアの基本

① 認知症の人の最期 …………………………………………………… 170
② 看取りケアの基本 …………………………………………………… 172
　　　CASE 25　胃ろうや点滴に代わるケア
　　　　　　Q&A　看取りケアの目標設定　　　　　　　　　　　　174

Section 2 看取りケアのプロセス

① 最期が来る前にするべきこと ……………………………………… 176
② アドバンスケアプランニングの進め方 …………………………… 178
③ 最期が近くなってからできること ………………………………… 180
　　　　　　Q&A　看取り期のケアの選択　　　　　　　　　　　　184

Section 3 介護施設の看取りに必要な医療観

① 介護施設での看取りケアにおける看護師の役割 ………………… 186

Question & Answer

Chapter 2

| サービス利用拒否 | 通所系サービスの利用を開始するときに、強く拒否をする人がいて対応に困ります。拒否する人に来てもらうにはどう対応するのがよいのでしょうか？ | 096 |

| サービス利用拒否 | 職人として長年勤めてきた男性が、施設に見学に来ました。しかし、女性が多いことを嫌がってなかなかサービス利用につなげられません。どのように誘うとよいでしょうか？ | 098 |

| 帰宅願望 | デイサービスに来ても、滞在中はずっと「うちに帰る！」と言いながら出ていこうとします。ほかの利用者のお世話もあるので、何度も散歩に付き合うことはできません。どう対応するのがよいのでしょうか？ | 100 |

| 物盗られ妄想 | 訪問介護サービスの利用を開始するときに、「普段は自分でやっているから、何もさわらないで」と言われ、掃除や料理などの家事援助ができません。どう対応するのがよいのでしょうか？ | 114 |

| 暴言・暴力 | 入浴や食事に誘うと、拒否されることが多く、ときには暴言や暴力が生じる入居者がいます。怖さを感じてしまうのですが、どのように接すればよいのでしょうか？ | 138 |

| 徘徊 | 施設内をよく歩き回る人がいます。廊下など公共のスペースであればいいのですが、特定のほかの入居者の居室にも入ってしまうので困っています。どう対応するのがよいのでしょうか？ | 140 |

| 入浴拒否 | 家族から「絶対にお風呂に入れてください」と言われていますが、本人は「昨日入った」「今日は風邪気味だから入らない」と言って入浴してくれません。説得を続けると暴言や暴力につながることがあります。どうすればお風呂に入ってもらえるでしょうか？ | 156 |

| 昼夜逆転 | 日中入居者が寝てばかりいて、夜勤スタッフから、夜中に起きてしまって困ると言われます。どうすれば昼間に起きていてもらえるでしょうか？ | 158 |

Chapter 3

| 看取りケアの目標設定 | 看取りケアでは、回復のような明確な目標がなく、何を目指してケアをすればいいのか、わかりません。亡くなることがわかっていながら、ケアを提供するのは、ただ死を待っているだけのように思えることがあって、つらいです。 | 174 |

| 看取り期のケアの選択 | 施設に入居されたときには認知症が進行し、自分の考えを言葉で表現することはできない状態でした。最近は食事中も飲み込みが悪くなって遅くなり、途中で寝てしまうことも多くなりました。ケアの選択基準はどのように考えればよいのでしょうか？ | 184 |

Illustration：白石佳子　DTP：大関商会

preface

本書を読む前に

■ 尊厳を守るケアの実践は難しい

「認知症の人の尊厳を守る」ことが大切といわれるようになって、ずいぶん経ちました。尊厳を守るケアを提供することで、認知症症状が落ち着く可能性があることは、たくさんの本で学ぶことができます。

ところがそのようなケアを実践しているつもりでも、まだまだ"対応に苦慮する場面"があります。読者の方も、日々のケアにいまだ困難があると感じるからこそ、解決のヒントを求めて、本書を手に取ってくださったのではないでしょうか。

尊厳を守るケアをしているつもりなのに、なぜ問題が解決されないのでしょうか。

■ 認知症の人の想いと機能を考慮したケアの重要性

尊厳を守るためには、「相手の名前を呼び、ケア内容を伝えてからケアを開始する」ことが求められます。しかしそのとおりにしても、認知症の人を苛立たせ、怒らせてしまうことがあります。たとえば、次のような場面です。

> テレビを見て座っている認知症の人に、ケアスタッフは、入浴を勧めようと、後ろから肩にふれて「〇〇さん」と名前を呼びました。気づいてくれないので、さらに「〇〇さん、お風呂!」と肩をトントンとたたきながら大きな声で話しかけました。本人は驚き、繰り返されるやり取りのなかで、次第に怒りだし、最終的には「風呂には入らん!」と拒否しました。

このケアには、2つの問題点があると思います。

一つは、「相手の想い（気持ち）を理解していない」という点です。上のシーンでは、後ろから声をかけ、肩にふれて、「お風呂!」と、わかりやすいように大きな声で話しかけています。もちろん認知症の人に配慮したつもりです。しかし認知症の人にとっては、「突然肩をたたかれ、大きな声で、怒鳴られた」という経験になります。一連の行為に、何かを強制されていると感じ、抵抗しようと怒りだしてしまうのも、無理もないことです。

もう一つは、「相手の機能を考慮していない」という点です。私たちは、後ろから声をかけられたとしても、自分の名前が呼ばれれば、「誰かが呼んでいる」と気がつきますし、言われたことを即時に理解できます。

一方、感覚機能や認知機能が低下している人は、後ろから声をかけられても、そのことを理解できていない可能性があります。さまざまな音がするなかで、自分の名前を選択的に聞き取り、声の主を把握するために振り向くという行為は、感覚機能や認知機能が保たれているからこそ可能なことです。認知症の人の立場では、初めの声かけには気づかず、次の声かけで突然、後ろから声をかけられたと感じ、驚いてしまったのでしょう。

"認知症の人の尊厳を守りながらケアを提供する"ためには、相手の想いと機能を考慮することが重要なのです。

▌本書の構成

　認知機能が低下している人は、私たちがしているような"通常のコミュニケーション"をとることができません。本書で紹介するケアは、まずそのことを前提にしています。

　そのうえで、認知症の人がケアを受けながら何を感じているかを探り、どのようなケアを実践すればよいのかを提案しています。本文中、認知症の人の気持ちを推察した部分は、赤い太文字で強調しました。「怒鳴る」「暴言・暴力」といった行動の背景に、認知症の人のどのような想いがあるのか、考える手がかりになるでしょう。

――――具体的な章構成は、以下のとおりです――――

Chapter 1 では、認知症の人の気持ちを起点にして、日々のケアの問題点を明らかにし、見直すきっかけを探ります。

Chapter 2 では、介護施設を中心に、場面別に求められるケアの実践について説明します。

Chapter 3 では認知症の人が尊厳をもって最期を迎えるために、介護施設のケアスタッフがすべきこと、考えるべきことを、それぞれまとめました。

CASE は、本文で解説した内容の実践例を記しました。抽象的な議論でなく、具体的なシーンを挙げることで、ケアの問題を理解するヒントとなることを願っています。

Q&A では、認知症ケアの場面でよく遭遇する困難に注目し、本書で解説した内容をどのように活用すれば、対処できるかの回答例を示しました。

　また、認知症ケアの問題は、個々のケアをする人の態度を改善すればなんとかなるものではありません。どんなに具体的な認知症ケア技法やケアのポイントを学んだとしても、それを実践する組織や体制をつくることができなければ、絵に描いた餅で終わってしまいます。そこで、**実践の知恵** では、介護施設で認知症ケアにかかわるスタッフの具体的な経験を紹介し、施設・組織としてどのような実践が可能かを示しています。

　フローチャートでは、生活の場面別にケアの課題を整理し、それぞれを解説している本文ページを示しました。

　そのほか、本文中でとくに重要なポイントと思われる箇所には、アンダーラインを引きました。また、赤文字以外の色文字は、介護をする家族やケアスタッフの気持ちを強調した箇所です（Q&Aは除く）。認知症ケアは、一人で行うのではなく、家族や仲間のスタッフと協働しながら進めていくものです。家族や仲間のスタッフがどのように感じているかを知ることも、よりよいケアの実践のためには欠かせません。

＊

　認知症ケアに求められるのは、その人の尊厳を守りながら、個々の状態・機能を考慮し、彼ら／彼女らを驚かせたり、苛立たせたり、怒らせたりしないようなアプローチ方法を探り、それを徹底して実践する組織をつくりあげることです。認知症ケアに模範解答はありませんが、本書が、皆様のケアを改善する一助となれば幸いです。

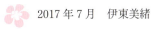

2017年7月　伊東美緒

flowchart

［生活の場面別］ケアのヒント

日常生活での気づきから、医療機関受診、要介護認定の申請、各介護保険サービスの利用、急性期病院への入院、そして看取りまで、生活の場面別にケアの課題を整理して、それぞれについて解説しているページを示します。

① 本人の日常生活に変化が現れる

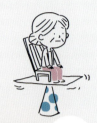

③ 家族が変化に気がつかない
- 課題
  - 気づけなかったと悩む家族へのサポート
    （→ Ch1 sec3-2 p056）

② 家族が変化に気づく
- 課題
  - 受け入れたくない（認めたくない・年齢相応と思うなど）という気持ちへのサポート
    （→ Ch1 sec3-1 p054）
  - 家族と専門職との意識のずれの調整
    （→ Ch1 sec3-3 p060）
  - もの忘れ外来受診の勧め
    （→ Ch1 sec5-1 p072）

⑤ 受診しない（本人の拒否）
- 課題
  - 受診したがらない本人へのサポート
    （→ Ch1 sec4-1 p064）

④ 受診および要介護認定の申請
- 課題
  - かかりつけ医がいない場合のサポート
    （→ Ch1 sec4-2 p068）
  - 介護サービス利用の拒否への対応
    （→ Ch1 sec5-2 p076）

地域包括支援センター、民生委員によるフォロー

❀ 本書における当該箇所とページを示しています

012

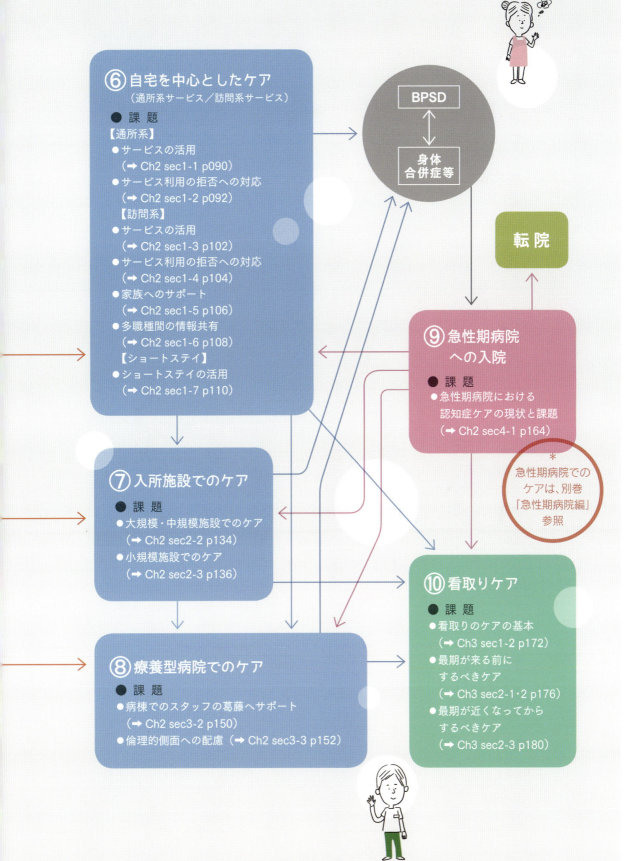

監修者・執筆者一覧（50音順、敬称略）

■監修

井藤　英喜　　地方独立行政法人東京都健康長寿医療センター　理事長

■編著

伊東　美緒　　地方独立行政法人東京都健康長寿医療センター研究所　福祉と生活ケア研究チーム　研究員（看護師）
：Ch1_Sec1, 3_1、Ch2_Sec1_1・2・5・6・7, Sec2_2, Sec3_1、Ch2_Q&A、CASE1～8・11～22

■執筆

阿部　　勉	リハビリ推進センター株式会社　代表取締役　理学療法士・博士（健康科学）：	実践の知恵⑪
粟田　主一	地方独立行政法人東京都健康長寿医療センター研究所　自立促進と介護予防研究チーム　研究部長：	Ch1_Sec5_1
家中ふみ代	隠岐広域連合立　隠岐島前病院　看護部長　病棟師長：	実践の知恵⑯
伊藤佳代子	社会福祉法人小茂根の郷　小茂根おとしより相談センター（地域包括支援センター）　所長　主任介護支援専門員：	実践の知恵①
伊藤　慎一	医療法人あづま会　グループホームおおいど　介護福祉士：	実践の知恵⑭
井上　友則	社会福祉法人小茂根の郷　こもね介護計画センター　所長：	実践の知恵③
岩佐　康行	社会医療法人原土井病院　歯科部長　摂食・栄養支援部長：	実践の知恵⑩
大澤　　誠	医療法人あづま会　大井戸診療所　理事長：	実践の知恵⑧
菅野美加子	特定非営利活動法人あじさい　あじさいの家　施設長：	実践の知恵④・⑤・⑫
木下　　衆	大阪市立大学都市研究センター　研究員：	Ch1_Sec3_2・3、CASE9・10
栗本　栄子	特定非営利活動法人あじさい　あじさいの家　訪問介護事業所管理者：	実践の知恵⑤
小宮　　功	民生委員・児童委員：	実践の知恵②
笹岡真由美	医療法人あいち診療会　看護師：	実践の知恵⑦
島田　千穂	地方独立行政法人東京都健康長寿医療センター研究所　福祉と生活ケア研究チーム　研究副部長　社会福祉士	
：Ch3、Ch3_Q&A、CASE25		
白取　絹恵	地方独立行政法人東京都健康長寿医療センター　看護部　看護師長　認知症看護認定看護師：	Ch2_Sec4
杉田美佐子	社会福祉法人小茂根の郷　施設長：	実践の知恵①～③
瀬出井紀美子	特定非営利活動法人あじさい　あじさいの家　介護支援専門員：	実践の知恵⑫
築田　泰幸	IMSグループ本部事務局　看護部　副介護部長：	Ch2_Sec3_2
中田　正美	特定非営利活動法人あじさい　あじさいの家　通所介護事業所管理者：	実践の知恵④
仁平留美子	特定非営利活動法人あじさい　あじさいの家　介護支援専門員：	実践の知恵④
畑　　恒士	医療法人あいち診療会　理事長：	実践の知恵⑨
畠山　　啓	地方独立行政法人東京都健康長寿医療センター　認知症支援推進センター　精神保健福祉士　社会福祉士	
：Ch1_Sec4, 5_2・3		
服部　健司	群馬大学大学院医学系研究科　医学哲学・倫理学講座　教授：	Ch2_Sec3_3
日高　和枝	社会福祉法人翠燿会　グリーンヒル八千代台　介護福祉士：	実践の知恵⑬
古田　　光	地方独立行政法人東京都健康長寿医療センター　精神科　医長：	Ch1_Sec2
堀内　ふき	佐久大学　学長：	Ch2_Sec1_3・4
松村　理沙	医療法人あづま会　大井戸診療所　訪問看護師：	実践の知恵⑥
宗形　初枝	一般社団法人　郡山医師会　郡山市医療介護病院　看護部長：	実践の知恵⑮、CASE24

Chapter 1

認知症に気づき受け入れることの難しさを理解する

Section 1 「いま」のケアを振り返る
日々のケアを振り返って課題や改善点を明らかにしたうえで、本書で提案するケアの方針を示します。

Section 2 身近な人が気づきやすい変化と症状の進行
認知症について、身近な人が気づくきっかけとなる本人の変化と、症状の進行について解説します。

Section 3 身内の認知症に直面した家族の想い
身内が認知症を発症したときの家族のさまざまな感情と、その家族に対してのケアについて考察します。

Section 4 受診を嫌がる本人の想い
本人の気持ちを考えながら、受診や社会サービスにつなげるタイミングなどを解説します。

Section 5 ケアをつなぐサービス
認知症の人や家族が抱える困難をサポートするサービスを紹介し、その活用法を解説します

Chapter 1
Section ❶ 「いま」のケアを振り返る

1 ケアの理念と実践をつなぐために

ケアのポイント

- ケアの理念を理解するだけでは、実践に活かすことはできない。
- 自分のケアの方法が、認知症の人を苦しめている可能性があることを意識する。
- 決められたケアの手法に頼らず、自分で考え、自分で行動し、方針を決定する。

＊認知症ケアの過渡期であるいま、どのように行動するのか

2000年の介護保険法施行によって、高齢者に対するケアサービスの充実がはかられました。パーソンセンタードケア[1]などの認知症ケアの理念が、広く、看護師や介護職員などのケアスタッフの間に普及したことによって、認知症の人の「その人らしさ」や「できること」に焦点を当てたケアの提供が期待されるようになりました。

現在では、もはや「認知症」はめずらしい病ではなく、身近に存在するものとなり、認知症に関する情報はあふれています。

一方でケアスタッフは、さまざまな理念や技法を学びながらも、実践の場において、

「認知症の人の自尊心を大切にしてケアを提供することが大切ということはわかるけれども、いま、この暴言・暴力の激しい人の入浴ケアに困っているの！」

「同時に複数の高齢者のケアをするので、一人にじっくり時間をかけていられない。だから、少し強制的なケアになるのも仕方ない」

といった感情や考えを抱くことは、少なくありません。

認知症ケアにおいては、ケア理念を理解するだけでは実践に活かすことができない場面が、多々あります。「やさしく接したい」「相手を大事にしてかかわりたい」と本当に思っているケアスタッフほどバーンアウトしてしまうのは、そうできない現状に落胆するからではないでしょうか。

　いまは、認知症ケアを確立していくうえで、過渡期ととらえることができます。ケアの歴史は長いけれども、認知症ケアの歴史はまだ始まったばかりなのです（TOPICS）。だからこそ医療や福祉、ボランタリーな場において、認知症ケアに携わっている人たちは、歴史をつくりあげる重要な役割を担っていると思います。それはつまり、ケアの場面ごとで、自分で考え自分で行動して、ケアの方針を定めていくということです。

　認知症のケアは、手順（プロトコール）化して、全員が同じ手法で実施できる類いのものではありません。教材や講演で情報を仕入れても、万事解決するということは、決してないのです。

　まず、ケアスタッフとして、ケアを提供する際に、とってしまいがちな行動や、それに基づく考え方を理解しましょう。そして、そのこと自体が認知症の人たちを苦しめている可能性を探りましょう。

TOPICS　認知症ケアは、じつはまだ歴史が浅い！

　ケアそのものの歴史はとても長く、古代のシャーマン（呪術医）に始まり、修道院の女性が傷病者のケアにあたる時代を経て、徐々に世界の病院で看護師という専門性を確立してきました[2]。しかし、高齢者ケアの専門性が認められるようになったのは、つい最近のこと。わが国では、老年看護のテキストが刊行され、老年看護の定義が認められるようになったのは、1980年以降です[3]。

　しかし当初は、認知症の人への偏見から、精神病院や介護施設に入院・入所させられ、介護者側の都合が優先されて、薬剤や抑制帯などによる行動制限が実施されました[4]。このような状況が疑問視されるようになり、認知症の人に対するケアのあり方が問われるようになってきたのは、ようやく1990年代になってからのことです。

　認知症ケアがカリキュラムとして看護師や介護福祉士のテキストにも盛り込まれ、ケア技術を専門的に学ぶことが求められるようになったのは、最近のことなのです。

Chapter 1
Section ❶ 「いま」のケアを振り返る

② ケアする人＝支援する人？

ケアのポイント
- 私たちではなく、「認知症の人」のペースでケアを行う。
- 効率を優先しすぎて、本人ができることを奪わない。
- 日ごろから、自分の行動が相手に与えてしまう影響について考える習慣をつける。

　看護師、介護職員といった、認知症の人の生活にじっくりかかわるケアスタッフは、虚弱な高齢者や認知症の人たちを支援する「対人援助職」としての教育を受けます。

　たしかにケアは、他者を援助する仕事です。しかし、「援助―被援助の関係」をよく理解しておかなければ、相手に良かれと思って配慮したつもりが、逆に相手を傷つけてしまうこともあります。

＊ハンカチを拾うことがなぜいけないのか

　以前、北欧の研究者と日本の介護施設に通っていたときのことです。車イスに座っている方がハンカチを落としたので、拾うのを手助けしたところ、同行の研究者から注意を受けたことがありました（CASE 1）。

　そしてこのことは、筆者にとって、「認知症の人ができること」と「支援すること」の関係を考えさせられる、大きな契機となりました。

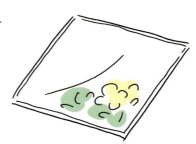

ハンカチを拾うことが「できること」を奪う？

　北欧の研究者と日本の介護施設に通っていたとき、車イスに座っている円背の女性利用者が、流涎を拭くためのハンカチを落としました。その人は、とてもゆっくりした動作で、落としたハンカチを拾おうと、手を床に近づけていました。大変そうだったので、私は何気なくそのハンカチを拾って、本人に渡しました。その人は、頭が膝につきそうな状態でしたが、さらに頭を下げて感謝を表現してくれました。

　それを見ていた北欧の研究者は、「日本人は、相手のことを考える前に、手を貸してしまう。あの利用者が頑張って自分で取ったら、他人に頭を下げなくてすんだのに。頼んでもいないのにハンカチを取って、親切そうに渡す人がいるから、頭を下げなければならない存在になった」と言いました。

　初めは何のことか理解できませんでした。

　私は相手のことを考えて行動したつもりだったのです。障害があろうとなかろうと、他人が落としたハンカチに気づいたら拾うし、落としたハンカチを取ってもらったら、会釈でありがとうという気持ちを伝えることの何が悪いのだろう？と、少し気分を害しました。

　そう伝えると、「たまたま、落としたハンカチだけが接点だったら、それでもいい。でも、あの人の状態では、ご飯を食べたり、排泄したりするのにも、誰かの手を借りなければならない。一日中誰かの世話になって、頭を下げつづけることのつらさを考えたことがありますか？　あの人には時間はたくさんある。あともう数分待ってあげれば、自分で取ることができて、"できる"ことを実感できたかもしれない」と言われました。

　指摘されたことを十分に理解するには、数週間かかりました。なぜなら、私は通常のこと、もしくはよいことをしたつもりでいたので、それを批判されることが理解できなかったからです。

　自分の行動を正しいと思っているとき、他者の客観的な指摘は受けつけがたいものです。いまならこの研究者の指摘がよくわかります。

＊認知症の人の立場からケアを考える

　時間をかければ本人ができることがあるのに、効率性を優先せざるを得ない状況や、援助者として「気の利くいい人」でいたい気持ちから、私たちのペースで認知症の人の介助にあたっている現状を振り返る必要がありそうです。

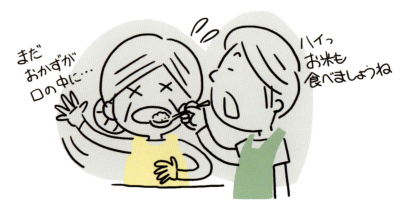

自分のペースならば食事ができる認知症の人に、無理やりご飯を食べさせてしまうと、「自分で食べる」ということを奪うことになる。

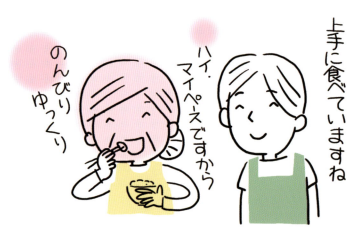

ゆっくりではあるけれど、自分のペースで食事をしてもらうことで、認知症の人に気持ちよくご飯を食べてもらうことができる。

このようなケアの進め方は、相手の立場を考えていないといえるでしょう。さらに極端な言い方をすれば、「できることを奪うだけでなく、自分がよい人になるために、相手に申し訳ない気持ちを抱かせる行動」ということにつながるケアと表現することができそうです。
　多くのケアスタッフは、日常生活上のほとんどすべての行動を他人に支援してもらうという経験がありません。
　また日本においては、気が利くことがよいとされる文化もあります。
　だから、つい良かれと思って相手を支援してしまうのでしょう。日ごろから、自分の行動が相手に与えてしまう影響について考える習慣をつけておかなければ、その行動が、かえって相手に劣等感や罪悪感を植えつけてしまうことに、気づくことすらできないのです。

　気づかないからこそ、同様の行動を一日中繰り返し、いよいよ「自分では何もできない」と、認知症の人に思いこませてしまう可能性があります。
　ケアする人＝支援する人という単純な解釈では、相手のモチベーションを低下させたり混乱させたりするということを、理解しましょう。

Chapter 1
Section ❶ 「いま」のケアを振り返る

③ 「時間がない」との思いが生みだすもの

ケアのポイント
* ケアでのアプローチの速さが、人を驚かせたり、苛立たせたりする要因となる。
* 認知症の人がきちんと理解していることを確認して、ケアを行う。

＊時間に追い立てられるケアスタッフ

　医療や福祉の現場の煩雑な業務と時間のなさも、前項で述べた「私たちのペースでのケア」を促進してしまう要因となります。

　訪問系のサービスは、比較的自分で時間配分やかかわり方を調整することができます。しかし、年々滞在できる時間が短縮化され、短い時間のなかで、家事援助、身体介護を遂行する状況に陥ってしまいます。

　また、介護施設においては、少ないケアスタッフで多数の利用者をケアするため、スケジュールがきっちりと決められている事業所が少なくありません。
　スケジュールと業務の役割がきっちりと決まっている組織で、「いまは嫌がっているから、あとでまた入浴に誘ってみよう」というような、臨機応変な対応をとることは難しいものです。
　「昼食を何時までに終えないとアクティビティが始まってしまう」とか、「いま、この人に入浴してもらわないと、昼食までに午前の入浴が終わらない」などと、ケアスタッフ自身が追い立てられています。

＊効率化がもたらすものに目を向ける

　こうした状況のなかで、ほとんどすべてのケアが、認知症の人にとってはすごいスピードで行われていることに気がつくことが大切です。

　認知機能や感覚機能が低下している人の立場で考えてみると、ケアスタッフが何かを言ったとしても、それを理解する前に身体を動かされるという状況です。認知症の人からすると、理解していない状況で身体を勝手に動かされるのですから、強制的な感じを受け取って拒否するか、あきらめて相手に身を任せるか、といった態度をとるのは当然のことではないでしょうか？

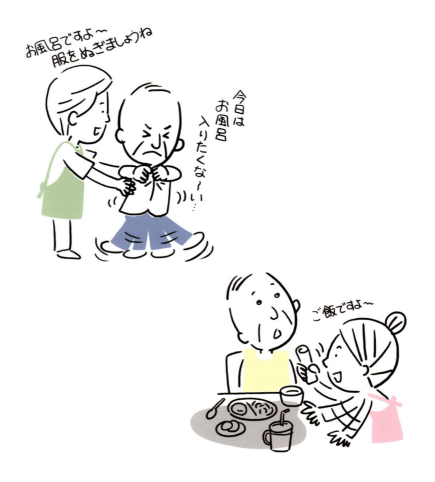

あきらめて身を任せてくれるとケアスタッフにとっては楽かもしれません。しかし、認知症の人から、表情や反応を奪ってしまうおそれもあることを理解する必要があります。

"テキパキといろいろなことをやってあげる人"になってしまうと、ケアの専門職とはいえません。認知症の人が落ち着いた状態でいられるようにするためには、ケアスタッフのアプローチの速さが、認知症の人を驚かせ、苛立たせることに気づき、驚かせないケア方法を学ぶ必要があります。

精神科医の小澤勲は、認知症の人の表現（認知症症状）を、「自分が抱える不自由を一所懸命乗り越えよう」とする姿と表現し、「その努力の多くは空回りをして、かえって不安、混乱、あきらめ、そして絶望を生んでいる」と記述しています[5]。この、不安、混乱、あきらめ、そして絶望を、アルツハイマー型認知症の進行に合わせてみると、以下のようになります。

不安	＝初期
混乱	＝中期
あきらめ、そして絶望	＝後期（終末期）

死を迎える前には表情のない、こちらからの問いかけに一切無反応な状態になる方がおられます。じつはその方々は、どんなに嫌だということを言葉や身体で表現しても聞き入れてもらえない段階を経て、嫌なことをされつづける環境がつらすぎて、あきらめて、意識を自己の内側に向け一切の情報を取り込まず、ゆえに一切の反応を示さなくなっている可能性があります。

暴言や暴力とわれわれがとらえている症状のうちの多くは、われわれが提供するケアに対する「そのやり方は嫌ですよ」という表現である可能性があります。それを無視しつづけると、暴言や暴力とみられる症状を助長したり、逆に無反応の状態を引き起こすこともあるので注意が必要です（CASE 2）。

血圧を測ろうとすると、怒りだしたのはなぜ？

　誰しも時間に余裕がないと、動作が速くなります。

　実際に、時間に追われるケアスタッフが、「血圧を測りますね！」と言い終わる前に、相手の手首をつかんで、自分のほうに引っ張る場面は、全国の病院や介護施設で、よく観察されます。

　認知機能が保たれている場合には、このような速さのケアでも、「いまから血圧を測ってもらう」ということを理解できるかもしれません。

　ところが、認知機能や感覚機能（とくに視覚・聴覚）が低下している場合、言われたことを理解するのに少し時間がかかります。

　早口で「血圧測りますね！」と言われても理解できていない状況であるにもかかわらず、突然、目の前の人が手首をつかんで引っ張り、袖をめくろうとするのです。認知症の人たちからすると、「何をするのだ！」と驚いてしまうのも仕方ありません。

　しかし、認知症の人が驚いて手を引っ込めるので、ケアスタッフはもっと大きな声で「血圧測ります！」と言い、さらに強い力で引っ張ります。

　何をされるのかわからない状況で、大きな声で話しかけられて、同時に強い力で腕を引っ張られます。認知症の人が、そのケアに対して、不安や恐怖、そして怒りを感じている可能性を考えてみましょう。

　バイタルサイン測定時、声かけに対して肩をすくめたり、手首をつかもうとしたときに逆に腕を引っ込める、あるいは怒りだすといった反応が見られたら、自分の声かけの仕方や腕のつかみ方が、嫌な刺激を与えていないか、見直してみる必要があります。

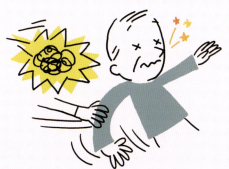

Chapter 1
Section ❶ 「いま」のケアを振り返る

「できること」と「できないこと」のとらえ方

ケアのポイント
* できないことを強要することは、認知症の人のモチベーションを下げる原因となる。
* うまくできなくても「あなたのせいではない」というメッセージを送る。

＊「できるところまででいいですよ」は残酷な言葉？

　介護施設においては、アクティビティやレクリエーションなどと呼び、楽しみながら心理的・知的・身体的・社会的な刺激を提供することを目的とした時間を設けることがあります。こうした時間に、ケアスタッフがつい行ってしまうことで、やはりケアを受ける人のモチベーションを下げてしまう行動があります。

　折り紙や計算ドリル、塗り絵など、知的なアクティビティを行っている場面を想像してください。

　たとえば、折り紙を折ることをためらう利用者に、ケアスタッフが「できるところまででいいので、やってみましょう」と声をかけることがあります。

　ケアスタッフは、「自立支援」を重視するよう教育を受けているため、このような発言をしたのでしょう。

　しかしこの、「できるところまででいいですよ」という言葉……、じつはかなり残酷な言葉にもなりえます。なぜならこの言葉は、「できないことが明確になるところまでやりなさい」と言い換えることができるからです（CASE 3）。

できないことを実感させられるつらさ

「折り紙を折りましょう」と声をかけたとき、自信がない利用者が「そういうのは好きじゃないから見ているわ」などとやんわりと断ることがあります。それでも「できるところまででいいですよ！　とりあえず半分に折りましょうか？」などと声をかけると、半分に折るくらいならできるかなと思うのか、しぶしぶ、折り紙を手にします。

ところが、アルツハイマー型認知症の人には、高次脳機能障害を持つ人が少なくありません。空間の認識が難しかったり（空間失認）、手足に麻痺はないのに手指がうまく動かない（失行）といった症状がある場合には、簡単な動作ですら難しくなります。空間失認があると、空間における位置関係が把握できないため、折り紙の角と角を合わせることができません。失行があると、角と角を合わせるための繊細な動作を行うことができません。

そのため、曲げようとする動作は確認できるのですが、"角と角を合わせる"や"折る"という行為を達成することができないのです。失行や失認などの症状は、脳梗塞による麻痺などのように、明らかに確認できることが少ないので、ケアスタッフがその存在に気づいていないことはよくあります。だからこそ、熱心に（しつこく）アクティビティに参加するように誘導してしまうのです。

どうしても折ることができないことがわかったとき、折り紙を机において、「こんなに簡単なこともできなくなっちゃった」とつぶやき、うつむき、「すみません。こんなこともできなくて」などと謝る人がいます。「大丈夫ですよ！　できるところまででいいです」とケアスタッフがフォローしますが、本人の落ち込みは解決しません。こうした場面では、折り紙が折れなかったことは本人の責任でないことを伝えることが有効な場合があります。「今日の折り紙は小さいですね」とか、「今日の折り紙はいつものより硬いから折りづらいのかもしれませんね」などと、その人以外の物に責任を転嫁すると、落ち着きを取り戻すことがあります。

CASE 3 で取り上げた折り紙を折る行為について、高次脳機能障害の臨床医である山鳥重は、その手順の理解は視空間的能力であり、空間関係がわからなければうまく折れないと明言しています[6]。

認知症高齢者が生活するうえでは、折り紙を半分に折ることは、さほど重要ではありません。しかし、それを熱心に勧められたことによって、簡単な動作すら遂行することができないことに直面させられるのです。一見、簡単そうに見えることだからこそ、できない場合の気分の落ち込みが生じやすいといえます。

アクティビティを進めたときに、嫌がるそぶりが見られたならば、本当にそのアクティビティを実行する必要があるのか考えてみることが重要です。

また、アクティビティを実行したものの、その後の表情を観察して、嫌がっている様子が続くようならば、ほかの人がアクティビティをする様子を見るだけでもよいし、お茶を飲むなどの別の行動を勧めるといった配慮が求められます。

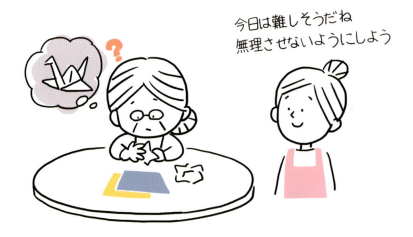

＊「できること」と「できないこと」とを見分ける難しさ

　小澤は、認知症症状を概念的に中核症状と周辺症状（BPSD）に分けた場合に、中核症状に対するケアとして、「「できること」と「できないこと」を的確に見分け、「できないこと」を強要して痴呆性老人［認知症高齢者］を混乱に陥れることを避け、「できること」を見出し、維持していくことで痴呆［認知症］の進行を遅らせる努力を怠らないという態度が必要である」（強調、［　］内は、筆者）と記しています[7]。

　ただし、そうはいっても、「できること」と「できないこと」とを見分けるのは、かなり難しいことです。

　ケアスタッフが、どこまでそのアクティビティを認知症の人に勧めるべきなのかを、明確に線引きすることはできません。

　できるだろうと思ってお勧めしたものの、実際にはできなくて認知症の人が落ち込んでしまった……という経験は、ある意味では避けられないことなのです。

　ここで重要なのは、そのような場面に遭遇したときには、失行や失認の存在を注意深く観察することです。そして、その内容を次からの誘導に反映させるよう心がけることです。次回からは、声かけはするけれども、嫌がったら「では、見ててくださいね」などといった対応をすることで、本当は必要のない強制的なアプローチを減らすことができます。

＊「あなたのせいではない」というメッセージを送る

　ただし、失行や失認は、「いつも同じくらいできない」というものではありません。気持ちが落ち着いていればスムーズにできることでも、何かで混乱すると、一気にできなくなることがあります。

　小澤は、妄想などにより混乱が生じている状況では、「責任の所在をいったん棚上げできる場面を作り出す」[8]ことが最初に求められるといいます。できないことに直面して混乱している状況からいったん抜けだして、ほっとしてもらうための対応策として、「あなたのせいではないですよ」というメッセージを送るのです。CASE 3 の「折り紙の責任にする」こともそうですし、次のCASE 4 で紹介する食事の途中で箸の使い方がわからなくなったア

ルツハイマー型認知症の利用者に出会ったときにも、責任の所在の棚上げが上手に行われていました[9]。

CASE 4

あなたのせいではないというメッセージを送る

　失行・失認の認められるアルツハイマー型認知症の女性は、初めはスムーズに食事をしていました。

　ところが、白米が膝にこぼれてしまい、それを拾おうとしたときに箸の持ち方が変わってしまいました。

　女性は箸を持ち直すことができず、さらに突き刺して食べることのできないおかず（麻婆豆腐）だったために、しばらく格闘したあとに、箸をテーブルの上に置きました。

　でも、おなかは空いているので、手で麻婆豆腐をすくおうとすると、前の席に座っていた、ある程度認知機能が保たれている男性に「何やっているの、汚い」と怒られました。

　険悪な雰囲気に気づいたベテランのケアスタッフが近寄り、大きめの声で「ごめんねぇ、私がこんなところにお箸置いちゃったから、わからなかったのでしょう」と言いながら、箸をきちんと持てるように手渡ししました。

　すると、「ないな〜って思ったのよね」と言いながら箸を受け取り、また普通に食べはじめました。

　前に座っていた男性も「なんだ、スタッフさんのせいなのか」と感じたのか、黙って自分の食事を食べはじめました。

　これはじつに見事な対応でした。「ちゃんと箸を使いましょうね」と言って箸を手渡していれば、「きちんと箸を使って食べていなかった」ことを突きつけられ、さらにできなくなる可能性があります。

　しかし、このケアスタッフは、周りの人によく聞こえるように、わざと自分のせいにした発言をすることで、責任の所在を棚上げしたのです。

CASE 4 では、箸の使い方がわからなくなって、本人がテーブルに箸を置いてしまったのですが、こうした場面でケアスタッフが自分の責任として肩代わりする発言をすることで、認知症の人は「申し訳なさ」や「できなさ」をほとんど意識する必要がなくなります。「この人が箸を変なところに置いたから、自分は手づかみで食べていたのか」くらいに考えられることで、手渡された箸を受け取って、箸を使って食べるという行為に戻りやすくなるのだと考えられます。

　余談ですが、この対応の素晴らしさを、勤務終了後のミーティングでケアスタッフ本人に伝えました。ところが、「え？　私そんなことした？」と意識していませんでした。
　ベテランのケアスタッフがもっている素晴らしい対応技術を言語化できないからこそ、普及できないのかもしれません。
　お互いによいケアを言語化して、評価するしくみが必要と考えられます。

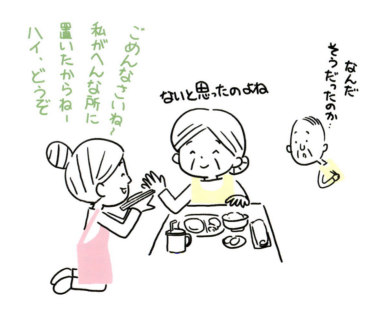

Chapter 1
Section ❶ 「いま」のケアを振り返る

認知症ケア技術の基本 ①
非言語コミュニケーション

ケアのポイント

✤ 言語だけに頼らず、さまざまなコミュニケーション技術を用いてアプローチする必要性を学ぶ。

✤ 目を合わせてケアをする。その際に、認知症の人が自分を見返していることも確認する。

✤ 相手にふれるケアのあり方を検討する。

✳ **非言語的なコミュニケーションの重要性**

　認知機能が低下すると、言語を扱うことが難しくなります。

　一方ケアスタッフは、言語に頼ってケアをしており、相手が理解できないと思ったとき、とりあえず大声で話しかけます（声かけの基本は次項で説明します）。

　話しかけた音量では聞こえない、もしくは理解できないと思うと、さきほどよりも大きな声を出します。それでも気づいてもらえないときは、もっと大きな声を出します。

　しかし、ある対象に向かって大声を出すという行為は、相手を威嚇し、退散を促す攻撃的な表現でもあります（古くから魔除けの際や、火災や大水の危険にさらされたときに大声を出すと厄災を押し返せると信じられてきました[10]）。

　大声を張り上げられた認知症の人は、自分が嫌われているとか、攻撃されているというネガティブなメッセージを想像してしまうのです。

　相手の理解を促そうとする無意識の行動が、理解を促すどころか、負の感情を相手に押しつけてしまうことにも、気がつく必要があります。

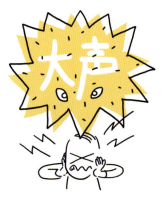

精神科医の室伏君士[11]は、非言語的なコミュニケーションは、感情や欲求、気持ちを、言葉よりも強く明確に示すといいます。

また、イギリスの心理学者トム・キットウッドは、認知症の人が、人として認められていることを伝えるためには、言葉を使う必要はまったくない、と断言しています。言語だけに頼るのではなく、さまざまなコミュニケーション技術を用いてアプローチする必要性を学びましょう。

＊非言語コミュニケーション①「目を合わせる」こと

室伏は「向かい合った姿勢や目を合わせること」が重要だといいます。キットウッド[12]は、認知症の人に対して、人として認めていることを伝えるためには言葉を使う必要はなく、単にまなざしを交わすことが重要であると指摘しています。

アメリカ発祥の心理療法で、ナオミ・フェイルによって広く日本で知られているバリデーションでは、「真心を込めたアイコンタクトを保つこと」[13]、フランス発祥のケア技法であるユマニチュードでは、「相手の視線をつかみにいくこと」[14]が重要だと考えられています（TOPICS）。

TOPICS　バリデーションとユマニチュード

バリデーション　心理療法の分野で古くから使われてきた言葉で、"強くする、強化する"ことを意味しています。他人の経験をバリデートする（強化する）ということは、本人の体験を否定せず、本人にとっての現実であるとして受け入れることを意味します。ナオミ・フェイルは、認知症に関する仮説と、心理療法としてのバリデーションをもとに、「真心を込めたアイコンタクトを保つ」「タッチング（ふれる）」などの項目を含む、14のテクニックをまとめています。

また、認知症の進行に照らし合わせて設定された４つのステージごとに有効なテクニックを示しています[15]。

ユマニチュード　イヴ・ジネストとロゼット・マレスコッティが、「ケアする人とは何か（どうあるべきか）」という命題のもとにまとめたケア技法です。

どのような身体・精神の状態の人であっても「他者に大切にされていると感じる」という立場から、最も基本的な４つのケア技法として、「見つめる」「話しかける」「ふれる」「立つことの支援」を規定しています[16]。

欧米でも日本でも、随分と前から、認知症の人と介助者の目を合わせることの重要性が認識されていることがわかります。

私たちが日常的に行っている食事介助、排泄介助、清潔介助などのケアで、目を合わせることを実行できているでしょうか？

多くのケアスタッフは、「私は患者さん（利用者さん）を見ています！」と自信をもって答えると思います。

では、自分は見たとしても、相手が自分の目を見返したかどうかを確認しているでしょうか？

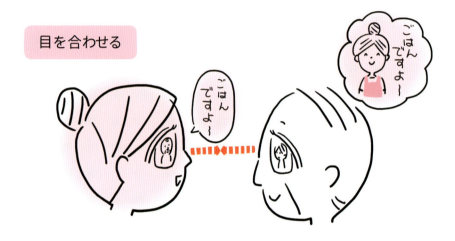

目を合わせる ≠ 見る

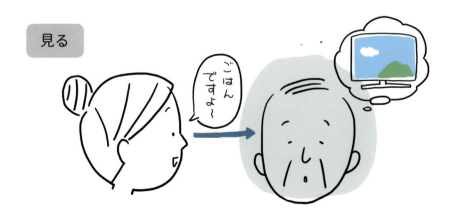

「目を合わせる」とは、単にケアスタッフが認知症の人を「見る」ことではありません。

- ●目を合わせる（室伏）
- ●まなざしを交わす（キッドウッド）
- ●アイコンタクトを保つ（フェイル）
- ●相手の視線をつかみにいく（ジネスト）

これらはすべて、「相手との視線が絡み合うこと」を意味しています。

視線が絡み合う状態になるためには、ある程度、距離を縮める必要があります。しかし日本人どうしの場合、お辞儀での挨拶が基本です。少し距離をあけて、ときおり目を合わせるけれども、じっと相手を見つづけることはしません。そのため、近距離でしっかり目を合わせるのは気恥ずかしいと感じやすく、ケアを受ける人のことは見ているけれども、目が合っているかと問われると、答えに困る人は少なくないと思います。

もちろん、通常の距離での挨拶で反応が返ってくる人に対しては、不必要に近づいたり、じっくり目を合わせたりする必要はありません。

相手がこちらの存在に気づきにくいとか、こちらの言うことを理解しにくいようだと感じるときに、「目を合わせること」「アイコンタクトをとっている状態を保つこと」を意識する必要がありそうです。

視線が絡み合うことが重要である理由は、「相手の注意が自分に向けられている」ことを把握したうえで、話しかけたり、ジェスチャーを見せることで、相手に私たちの意図が伝わりやすくなる、ということです。相手の注意が自分に向かっていることを確認してから、挨拶やケアを促すよう心がけると、受け入れてもらえることが増えるはずです。

＊非言語コミュニケーション②「相手にふれる」こと

　認知機能が低下した状況に陥り、言語の力に頼ることができなくなったとき、人とのつながりを感じられるコミュニケーションとして、「目を合わせること」の次に意識するべきは、「相手にふれる」ことです。

　バリデーションでは、認知症初期を示す「認知の混乱（第1ステージ）」期にはあまり適当ではありませんが、見当識障害が生じる「日時、季節の混乱（第2ステージ）」期では、「タッチング（ふれる）テクニック」がかなり有効としています。視力・聴力が低下することが多いからこそ、視覚・聴覚以外の感覚として触覚が重要になるということです。

　タッチングを行うときは、必ず正面からアプローチし、「両手で肩と背中をさする」「手をカップ状にして、首の後ろを両手で小さく円を描くようにマッサージする」などのテクニックを紹介しています。これらのふれ方は愛情表現でもあり、楽しかった記憶を呼び起こすといいます[17]。

　スウェーデン発祥のタクティールケア[18]では、身体の部位別に「ふれる」ケアの手技と手順が決まっています（たとえば手の場合、片手10分、両手で20分が目安）（TOPICS）。実施する際には、ケアする側からは話しかけず、相手が話し始めたら応対するということ、いったん手を添えたら、初めから終わりまでふれつづけるという注意事項があります。

　ユマニチュードでは、清潔ケアや排泄ケアなど、必ず行わなければならないケアにおいて、相手にふれるときのテクニックを明記しています。多忙な

TOPICS　タクティールケア

　認知症高齢者やがん患者を対象としたケアです。ケアスタッフが相手の手足や背中などをやわらかく包み込むようになでることにより、不安な感情を取り除いたり、痛みを和らげる目的をもっています。

　ケアを実施するときの相手との距離は60cmほどです。この距離は、お互いにくつろげる恋人や夫婦の距離と重なり、信頼関係を築きやすくなるようです。バリデーションとユマニチュードも同様ですが、さまざまな機能が低下した状態であっても、本人が安心して心地よい状態でいられるための細やかな技術を言語化しています。

業務のなかで、ケアスタッフが無意識のうちに相手の手首をつかんだり、誘導のために強い力で引っ張ったりしやすいことを指摘し、飛行機の離着陸を例に挙げて、「ゆっくりふれて、ゆっくり離れること」「腕をつかまずに下から持ち上げるように支えること」「できるだけ広い面積で相手にふれること」としています[19]。認知機能の低下に伴い、ふれることが大きな意味をもつようになるのです。

　ここで哲学者である鷲田清一の、「ふれる」ことと「さわる」ことについて、興味深い記述を紹介しましょう。

　　「ふれる」というのは「さわる」のとはまったく逆の体験として発生している。というのも、「さわる」という行為が主体と客体とのある隔たり（略）をおいた関係として発生するのに対して、「ふれる」というのはふれるものとふれられるものとの相互浸透や交錯という契機をかならず含んでいるからである。「ふれる」ことは「ふれあう」こととして生成するわけである[20]。

　ここでいう「主体」は「自分＝ケアスタッフ」に、「客体」は「他者＝認知症の人」に、それぞれ言い換えることができるでしょう。バリデーション、ユマニチュード、タクティールのすべての手法は、鷲田のいう「ふれる」ことから生成される「ふれあう」ことを示しているようです。たとえケアスタッフから始まるアプローチであったとしても、他者の反応を意識した「ふれる」だからこそ「ふれあう」になり、お互いのつながり（ユマニチュードやタクティールでは、絆と表現している）を認識できることで安心感をもたらすのかもしれません。

　一方で、日々のケアを振り返ってみると、「右手を上げますよ」と言い終わる前に相手の右手をつかんで持ち上げてしまっている状況は、「さわる」レベルの非言語コミュニケーションになっている可能性があります。

　何らかのケアを行うときの自分のふれ方を確認するとともに、相手にふれることに躊躇する日本人だからこそ相手にふれる機会を増やす挨拶のあり方を検討する必要がありそうです。

Chapter 1
Section ❶ 「いま」のケアを振り返る

6 認知症ケア技術の基本②
言語コミュニケーション

ケアのポイント

❀ 声かけでは、小さな驚きや不安を感じさせないことを心がける。

❀ ケアスタッフが余裕をもってケアを行える環境整備も必要。

＊言語コミュニケーション（声かけ）の基本

　相手に伝えようという精いっぱいの声かけが、実際には相手を驚かせてしまうという場面は、少なくありません。そこで、相手に話しかけるときの基本について、最後にまとめてみたいと思います。

　バリデーションでは、声かけの基本について、以下のことを推奨しています[21]。ここですべての例を挙げることは控えますが、声のトーンや話す内容、会話のなかで気をつけることについて、注意が向けられています。

- はっきりとした低い、やさしい声で話す
- 思い出話をする
- 事実に基づいた言葉を用いる
- 極端な表現を使う（最悪・最善の事態をイメージしてもらうため）
- 本人の言うことを繰り返す

　ユマニチュードでは、次のような技術を紹介しています[22]。

- やさしい声のトーン
- ポジティブな言葉を用いる
- ケアの間中話しかけつづける（オートフィードバック）

たとえば、清拭を行う場面で、「これから腕を洗いますね」「腕を上げます、左腕です」「とってもよく腕が伸びていますね！」「次は肩と手を洗いますね」「あたたかいですね、気持ちいいですね」といった具合に、いま行っていることを実況中継しながら、会話の間にポジティブな言語をちりばめるというものです。ケアスタッフに向けられた注意を、ケアの間、維持して、絆を保つことを目的としています。

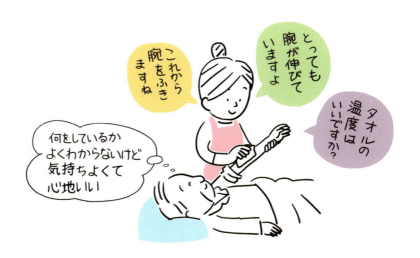

　「やさしい声のトーンでゆっくり話しかける」ことの重要性については、ほとんどのケアスタッフは理解しているでしょう。ところが、実際にはそうできていないときがあります。
　声は、意識的・無意識的に心理状態を表現してしまうものです。ケアスタッフに余裕がなくなると、鋭い声かけにつながってしまいます。
　「座っていてくださいね」という言葉を何十回も繰り返しつづけたとき、「座っていてって言いましたよね！」と言ってしまった経験はありませんか？

　こうした鋭い声かけから、「怒鳴られている、怒られている」と感じた認知症の人たちは、怒り返したり、「こんなとこにいられるか！」といって外に出ようとするなど、暴言・暴力や徘徊などの行動・心理症状（BPSD）に移行することがあります。

では、どうすればよいのでしょう？

認知症の症状をケアの力で改善しようとするのであれば、認知症の人の「感情」を推測することが大切です。

認知症の人が「どうしたらいいのでしょう？」「何をすればよいのでしょう？」などと、漠然とした質問を何度も繰り返すときは、「自分が何をすればよいのかわからないが、いろいろなことが心配で、じっとしていることもできない」という状況なのかもしれません。

こうした「漠然とした不安の訴え」は、アルツハイマー型認知症の人に特徴的に見られます。このような場合、言語的に回答を繰り返すだけでは、事態の改善はあまり期待できません。そこでCASE 5で、ナースコールを何度

訪室してもしなくても、不安は募る？

介護老人保健施設で、認知症のある女性に対して聞き取り調査を行っていたときのことです。筆者が質問をし、それに答えようとする間は、筆者のほうを見てくれていました。ところが、ずっと質問を続けると疲れるだろうと思って、少し間をとると、必ずキョロキョロし始めて、ナースコールが目に入るとガッとつかみ、ものすごい速さで連打しました。ケアスタッフが来ては室内をのぞき、「あ、いるのですね」と筆者の存在を確認して走り去ってゆく、というパターンが何度も繰り返されました。

ケアスタッフの大変さが気の毒になり、「私も看護師なので、何かお手伝いできることがありますか」と認知症の女性に話しかけてみると、「いまはない」との答え。「いまはないなら、それ（ナースコール）押さなくてもいいですよね」と言うと、「ここの人たち（ケアスタッフ）はとっても忙しいんです。ですから早めに呼んでおかないとちょうどいいときに来ていただけないんです」とはっきりと述べました。

ケアスタッフが何度訪室しても、認知症の女性はその事実は忘れてしまい

も押しつづける人への対応法を検証しているときに、あるアルツハイマー型認知症の人の言葉がヒントとなった例を紹介します。

「漠然とした不安だからこそ、アプローチが難しい」と考えられがちです。しかし、CASE 5の事例に見るように、「見守られている感じ」を実感していただくことで、不安を軽減できる場合があります。

もちろん、ケアスタッフがこうした対応をとるためには、ケアスタッフへの教育だけで実現できるわけではありません。

業務の簡素化やケアスタッフのストレス軽減対策など、組織的にも取り組んでいかなければ、認知症の人の感情を推測することはおろか、簡単そうにみえる「やさしい声のトーン」でさえ、実施しつづけることは難しいものです。

ます（近時記憶障害）。一方で、コールを押したのに、すぐに来てくれなかったときの記憶は、「不安」という感情記憶として残されてしまうのです。

しかも、ケアスタッフが訪室した場合であっても、「どうしました？ トイレ？ 大丈夫、さっき行ったから！」と早口に答えて、小走りに業務に戻っていきます。業務に追われるケアスタッフは可能な限り訪室しているのですが、だんだんと苛立ちを含む返答になってしまうため、訪室するたびに「話を聞いてもらえない不安」「置き去りにされる不安」を残してしまいます。つまり、訪室してもしなくても、不安を重ねてしまっている状況だったのです。

そこで、ポジティブな感情記憶を残すためにできること、しかも継続して取り組むためにケアスタッフの負担が少ない取り組みを検討しました。

不安の強い人に必要なのは、「見てもらっている」「気にかけてもらっている」という感情だと考えました。そこで、スタッフの都合のよい時間に、1分程度の短い時間でいいので、「コールが鳴らないから心配で来ましたよ」「お話しに来ましたよ」というアプローチを午前と午後1回ずつするように、日勤帯のケアスタッフにお願いしました。すると、驚くほど、コールの回数が減っていきました。

＊声の大きさ、トーンのやさしさだけが問題ではない

また、「やさしい声のトーン」で声かけするだけでいいというわけではありません。

たとえば、ケアスタッフが、忙しい業務に追われながらも、やさしい声で「○○さん、お風呂に行きますね」と声をかけ、誘導しているのにもかかわらず、入浴を嫌がるような反応を示すことがあります（CASE 6）。

入浴を嫌がる人に対して、ケアスタッフは"入浴拒否"という言葉を容易にあてはめがちです。そして、入浴拒否をする行為は悪いことであるかのように認識してしまいます。

CASE 6 のうまくいかなかった例を、最初の声かけの仕方から丁寧にみていくと、ケアスタッフの声かけや誘導の仕方に、認知症の人の「驚き」「怖がり」、そしてその結果としての「強い拒否」という反応を誘発させているものがあることがみえてきます。

実際に、ケアスタッフを含む、他者による身体的な接触や声かけが、認知症の人のBPSDを引き起こすという報告[23], [24]もあります。

認知症の人に近づき、声をかける際に、小さな驚きや不安をできるだけ感じさせない声のかけ方、誘導の仕方を追求することが求められます。

さらに拒否的態度が続くときにはそれをいったん受け入れて、ケアスタッフの誘導の方向性を検討することがBPSDの回避につながる可能性があります[25]。

CASE 6

きちんと声をかけたのに、入浴拒否

　テーブルに向かい、車イスに座っている人を入浴に誘うときのことです。
　車イスに座っている人の前にはテーブルがあるので、多くのケアスタッフが肩越しにのぞき込むようにして近づき、「○○さん、お風呂に行きますね」と声をかけています。
　ただし、車イスに座っている人の認知機能や感覚機能が低下している場合、後ろから肩越しに声をかけられても、それが自分に向けられているものか、他人に向けられているものかを、瞬時に区別することは難しいものです。突然、肩越しに声をかけられたことに驚くこともあります。
　さらに、ケアスタッフは忙しいので、声をかけながら車イスのブレーキに手を伸ばし、言い終わる前にブレーキを外します。
　認知症の人が言われたことを理解しようとしている間に、車イスは後ろにぐっと引っ張られ、浴室に向かって動きだします。
　「なんだ、どうした？」と驚いている間に、景色が変わり、気がつけば脱衣室にいます。
　脱衣室では別のスタッフが迎えてくれるのですが、「服脱ぎましょうか」と声をかけると同時に、突然服を脱がせようとします。だから認知症の人は、たまらず、「何するんだ〜！」という叫び声を発するのです。
　一方で、ケアスタッフによっては、あまり拒否されない人もいます。
　彼らの対応を観察していると、必ず顔をのぞき込み、相手の目を見ながらジェスチャーを交えて、「お風呂に行きますね」「服を脱ぎましょうか」と声をかけています。そして、数秒待ってから車イスを動かしたり、服を脱ぐ介助を始めるといった配慮をしています。
　こうした対応は、時間がかかりすぎると思うかもしれません。しかし拒否されないケアスタッフのやり方を観察すると、相手の身体を動かし始めるときにポイントを絞って配慮しており、入浴の誘導や脱衣にかかる時間が特別に長くなるというわけではありませんでした。

Chapter 1
Section ❶ 「いま」のケアを振り返る

認知症の人を驚かせない ケアの実践

> **ケアの ポイント**
> * 認知症の人のケアでは、ケアの初めから終わりまで、驚かせないことを意識する。
> * 認知症の人の意識が、自分（ケアスタッフ）や、これからやることに向けられていることを確認してから、次のケアに進む。

　前述した「目を合わせること」「ふれること」と、そして「声かけをすること」を実践するうえで、心がけたい大切なキーワードがあります。それは、「驚かせないこと」です。

　認知症の人のケアでは、「相手を驚かせないこと」が何より重要です。そのためには、一つひとつの行為の前に、認知症の人の意識が自分に向いていることを確認してから、ケアを行う必要があります。

　このようなケアは、一見、時間がかかると思われがちですが、認知症の人が不穏になったり、暴れたりすることがなくなれば、本人にもスタッフにもストレスが少なく、ケアの時間もかえって短くすみます。

　以下では、日常のケアを例に、驚かせないケアの実践を見ていきます。

＊食事介助における実践

　食事のとき、認知症の人はテーブルに運ばれた食事に向かって座ります。その横にスタッフが座り、横から肩にふれ（あるいは軽く叩いて）、声かけをして、スプーンを口もとに持っていき食事介助をするという場面を、多くの施設でよく見かけます。

　このケアでは、目を合わせてはいませんが、「ふれる」「声かけをする」ことを実践できています。しかし、じつは認知症の人を驚かせるケアになって

いる可能性があります。

　なぜならば、テーブルに向かって座っている認知症の人の意識は、正面に向いています。そのため、隣に座るスタッフのことを忘れてしまっている場合が少なくありません。スタッフは、肩にふれたり、声かけをしてから、食事介助を進めていますが、本人とっては、「いきなり」隣から肩にふれられ、声をかけられる、「突然」視界にスプーンが入ってくる、という状況になります。それでは、驚いてしまうのも無理はありません。

　とくに、二人の食事介助を同時に行うときは、一口食べてから、次に食べるまでに、少し時間があきます。その間に、隣に座っているスタッフのことを忘れてしまうと、次に食べるときに、また驚くことになります。つまり、スプーンが口に運ばれるたびに、驚きが繰り返されるのです。

　このような場面では、隣に自分がいることを、スプーンを口に運ぶたびに相手に確実に意識してもらうための工夫が必要となります。

　たとえば、スプーンを口もとに出す前に、ゆっくりと顔を出し、本人の視界に入ったことを確認してから、「食べますか？」と声かけをします。その後、本人が、スプーンを見たことを確認してから、口もとにスプーンをもっていきます。

　このように、「一口食べてもらう」というケアの間に、何回かに分けて、認知症の人の意識が自分やケアに向いていることを確認する機会を設けることが大切です。

＊排泄のケアにおける実践

　認知機能が低下している人の場合、本人が「トイレに行きたい」と言っていなくても、排泄が必要なケースがあります。そのため、排泄のタイミングを推測して、ケアを行うことがあります。

　このとき、「トイレに行ってほしい」というケアスタッフの思いが強いと、つい「そろそろ、トイレじゃないですか？」と、大きな声で勢いよく話しかけ、トイレに行く動作を促してしまうことがあります。そして、「じゃあ行きましょうか」という声かけと同時に、立ってもらうために腕をつかんだ

り、背中を押したりしてしまいます。

　このケア進め方にも、認知症の人を驚かせている可能性があります。なぜなら、認知症の人は、最初にかけられた言葉をよく理解できていないことが少なくないからです。

「そろそろ、トイレじゃないですか？」という初めの声かけは、認知症の人にとっては「何か自分に言われたかな」と考えている段階だといえます。それなのにいきなり立たされ、トイレに連れて行かれそうになるので、驚いてしまうのも無理がありません。

　その後も、「そろそろトイレ行ったほうがいいよ」と何度も言われ、どんどんとケアが進むため、認知症の人の怒りも徐々にたまり、最後は、「そんなところには行かん」「さっき行ったからいい」などといいながら、抵抗するようになってしまいます。

　この場合、初めの声かけでいきなりトイレを促すのではなく、まずは相手の意識を自分に向ける声かけをするとよいでしょう。たとえば「今日はいい顔をしておられますね」とか「ゆっくりできましたか」などの何気ない言葉をかけることによって、相手の意識を自分に向けさせることができます。そして、意識が自分に向いたことを確認してから、トイレに行くことを勧めます。

　しかし、トイレに行くことを理解できても、抵抗を示す人もいます。そのような人に対しては、「せっかくだから私と少し歩きませんか」「庭のお花でも見ませんか、きれいですよ」などと声かけをし、何か楽しいことをイメージしてもらい、動きを促すとよいでしょう。

　そして窓の外をながめたあとに、「ついでだからトイレに行っておきましょうか」などと声かけをすると、すんなりとケアを受け入れてくれる場合もあります。

　なお、排泄ケアの一つに、寝ている人へのオムツ交換があります。このときも同様に、まずは寝ている人を起こし、オムツ交換をすることを了解してもらってから、ケアを進めるようにしましょう（CASE7）。

寝ている人に驚きと恐怖を与えるオムツ交換

　ある施設で調査をしていたときのことです。ベッドに寝ている認知症の人のオムツ交換をするとき、「そろそろオムツを替えます」と大きな声をかけてから、パッと布団をめくる人を見かけました。

　身をくるんでいるものを突然はがされたので、本人は驚いています。何かをつかもうと、あわててズボンをつかんでしまいました。

　それでもスタッフは「大丈夫ですよ」と大きな声で話しかけ、ズボンを太もものあたりまで下げ、足の間に片腕を入れて膝の間に隙間をつくり、オムツ交換をしていました。

　これは典型的な驚きと恐怖を与えるケアといえます。

　認知症の人にとっては、最初の声かけが何を意味しているか理解できていないため、いきなり布団をはがされたと感じさせてしまうのではないでしょうか。誰でもいきなり布団をはがされれば、驚くでしょう。オムツ交換が実施されると、たしかに清潔にはなりますが、認知症の人には「この人は嫌な人だ」という感じが残るおそれもあります。

　寝ている人へのオムツ交換が必要な場合は、まずは覚醒してもらい、「これからケアが始まる」という意識をもってもらう工夫が必要です。

　たとえば、ユマニチュードでは、ベッド柵をノックすることで、少し覚醒水準を高めてからケアを始めることを推奨しています。

　覚醒してからは、目を合わせてあまり大きな声にならないようにして「よく眠れましたね」などと話しかけます。そして注意が自分に向けられていることを確認して、「オムツを替えるので布団をめくりますね」と話しかけ、それを拒否しないことを確かめてから布団をめくるようにしましょう。

Chapter 1
Section ❷ 身近な人が気づきやすい変化と症状の進行

1 アルツハイマー型認知症の初期症状と症状の進行

 軽度のうちは失敗がありつつも、おおむね生活が成り立つ。

 認知機能障害が悪化してから認知症に気がつくと問題の解決が難しくなる。できるだけ軽度のうちに、本人の意見を尊重しながらサポート体制を整えていく。

＊変化のスピード以外は、質的には正常の老化と変わらない

アルツハイマー型認知症（Alzheimer's Disease: AD）は、高齢者の認知症の原因の5〜6割を占める、認知症の原因で一番多い疾患です。脳内に異常なタンパクが蓄積し、神経細胞が徐々に死滅してく神経変性疾患に分類されます。アルツハイマー型認知症で見られる脳の変化は、正常の高齢者でも見られ、アルツハイマー型認知症は、加齢による脳の変化のスピードが速いだけで、質的には正常な老化と変わらないという考えもあります。

そのためか、アルツハイマー型認知症による初期の変化は、年相応ととらえられやすく、「歳なりのもの忘れが出てきたと思っていたら、いつの間にか悪くなっていた」という家族は少なくありません。

＊気づきのきっかけとなる変化と表出するタイミング

アルツハイマー型認知症で、軽度認知障害（Mild Cognitive Impairment: MCI）から初期に見られやすい症状として、以下のものが挙げられます。

- 意欲低下
- 近時記憶障害（少し前のことを覚えていられない）
- 時間見当識障害（日付や時間の感覚が低下する）
- 言語理解の障害

また、身近な人が気づきやすい変化（あとから思い返して、という場合も含める）は、

- やる気が落ちてきた
- 趣味をしなくなった
- 料理のレパートリーが減った
- 物の名前が出にくくなった
- やることが重なると抜けが多くなった
- 約束の日を間違えた
- しばらく前に話したことをすっかり忘れていた
- 日付をよく訊くようになった
- 探し物が増えた
- 同じことを訊くようになった
- 薬を飲み忘れる
- 家電を買い替えたら操作を覚えられなかった
- 道を逆に曲がった

などで、年相応と思っているうちに、症状が年単位で進行していきます。

　症状が軽度のうちは、失敗はありつつも、慣れた環境でおおむね生活が成り立ちます。しかし、当たり前にできていたことがそれまでのようにはできなくなるため、本人は戸惑ったり、不安になったり、落ち込んだりすることがあります。また、家族が、もの忘れや失敗を責めたり、からかったりすると、イライラしてしまうこともあります。

　進行に伴い近時記憶障害が悪化すると、昨日のことを忘れるようになり、さらには、ついさっきのことを忘れてしまうようになります。また、場所の感覚が悪くなったり、季節に合った洋服を選べなくなったり、服をちぐはぐに着たりといった症状や、排泄の失敗も出てきます。そのため本人は非常に心細くなりやすいです。

　こういった症状が出てくると、周囲の方も認知症であると認識しやすいのですが、この段階まで気づけずにいると本人に生じたさまざまな問題が複雑になってしまい、解決に苦労します。できる限り軽度のうちに症状に気づき、本人の意見を尊重しながらサポート体制を整えていくことが大切です。

　アルツハイマー型認知症は、薬物療法などで症状の進行を遅くすることができますが、進んでから進行を遅くするより、軽度のうちに進行を遅くしたほうが、本人のよりよい生活が保たれます。

　さらに進行すると、生活の基本的な動作ができなくなり、最終的には歩くことや食事をとることも難しくなり亡くなります。高齢の方が多いため、がんや虚血性心疾患などのほかの身体の病気で亡くなる方も多いです。

Chapter 1
Section ❷ 身近な人が気づきやすい変化と症状の進行

② レビー小体型認知症の初期症状と症状の進行

ケアのポイント

- レビー小体型認知症による認知機能の低下は、初期には目立たず、気づかれにくい。
- レム睡眠行動障害は、レビー小体型認知症の気づきとなる重要な症状。
- レビー小体型認知症の症状が見られる場合は、アルツハイマー型認知症ではないのではと疑うのが大切。

＊初期〜中期では、認知症と気づかれないことがある

レビー小体型認知症（Dementia with Lewy Bodies: DLB）は、パーキンソン病と同様の異常タンパクが脳内に蓄積するために生じる神経変性疾患の一つです。初期〜中期ではもの忘れが目立たないため、認知症と気づかれないことがあります。

レビー小体型認知症で初期に現れる認知機能の低下は、注意の障害や視覚認知の障害で、集中して物事に取り組んだり、一度に複数のことを行ったり、図を正確に描いたり、といったことができなくなります。こういった認知機能の低下は気づかれにくく、またこれらも初期には目立ちません。

代表的な症状は幻が見える「幻視」、パーキンソン病で見られる手の震えや歩行障害、ぼーっとしているときとしゃきっとしているときの差が大きい「認知機能の変動」です。これらの症状は、すべてそろうとは限りません。また、代表的な症状が現れるより前に、右のような症状が出現することが知られています。

- 嗅覚低下
- レム睡眠行動障害
- 便秘や立ちくらみといった自律神経症状
- 抑うつ状態　など

認知症の症状が現れる10年以上前からこれらの症状が出現する例もあります。

＊気づきのきっかけとなる変化

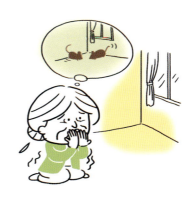

レビー小体型認知症で見られる幻視の多くは、小動物や人物です。見えるけれどもしゃべらないというのが典型的です。錯視といって、実際にあるものが別のものに見えてしまうこともあります。人の顔を見間違えることもあります。

幻視は、本人にはありありと見えるため、「そんなもの見えない」と頭ごなしに否定されると、傷つくことがあります。幻視や錯視は本人にとってありえないものが見えるという不安を生じやすい症状です。稀ではない症状で、悪さはしないことを説明するだけで安心する方もいます。薬物療法としては、コリンエステラーゼ阻害薬を使用します。幻視・錯視の対応として、整理整頓や夜も少し明かりをつけておくことも意味があります。

レム睡眠行動障害は、レビー小体型認知症に気づくために重要な症状です。人の眠りは、脳を休めるノンレム睡眠と、記憶の固定を行うレム睡眠に分けられます。レム睡眠のとき、脳は活発に活動し、夢を見ます。夢を見ているときに影響されて身体が動くと大変なので、脳から身体の筋肉に動くな、という指令が送られます。レビー小体型認知症では、この指令がうまく働かず、夢を見ながらしゃべったり動いたりしてしまいます。はっきりとした寝言を言ったり、夢に影響されて激しく身体を動かしたりします。このようなときは、安全な距離から本人を起こすとよいです。認知機能低下が軽度のうちは「夢を見ていた」と本人が話すこともよくあります。

自律神経症状としては、便秘、立ちくらみ、めまい、足のふみしめが変な感じ、頻尿、目の調節障害、などが出ます。

レビー小体型認知症は全身の症状が出るので、予後が不良なことがあります。レビー小体型認知症の症状として挙げられている症状があるとき、正確に診断されていなくてもアルツハイマー型認知症ではなく、レビー小体型認知症かもしれないと考えて対処することが重要です。

Chapter 1
Section ❷ 身近な人が気づきやすい変化と症状の進行

③ 血管性認知症の初期症状と症状の進行

ケアのポイント

✿ 障害された脳の部位によって、タイプは大きく３つに分類される。

✿ 多くの場合、発症前に症状に気づくことは困難。
ただし、小さな脳梗塞の多発や動脈硬化性の場合は、じわじわと症状が出る場合があり、変化に気づけることもある。

＊脳血管障害が原因で生じる認知症

　血管性認知症は脳梗塞や脳出血、動脈硬化性変化などの脳血管障害を原因とする認知症です。脳梗塞、脳出血で障害された部位により異なる症状が出るため、症状はさまざまですが、以下の３つに分類されます。

①脳血管障害を生じるたびに階段状に進行するタイプ

　脳は場所によってつかさどっている機能が違います。ある部分が障害されると、その部分が担っている機能が低下します。

　たとえば、話すことをつかさどる部分が障害されると、話す力が落ちますし、右手を動かすことをつかさどる部分が障害されると、右手を動かすことが困難になります。なんらかの認知機能をつかさどる脳の部位が障害されると、その認知機能が低下します。また、違う部分が障害されると違う機能が低下します。

　脳梗塞・脳出血のたびに障害された部分に応じて機能が落ちていくので、症状は階段状に悪くなっていきます。どこが障害されるかで、症状の種類や出現の順番はさまざまです。

②認知機能に重要な部位の病変で一気に認知症になるタイプ

　一度の小さな脳血管障害で認知症になってしまうことがあります。海馬や視床、側頭葉、前頭葉など認知機能において大切な役割を担っている部分が、脳血管障害で障害された場合です。

③小さな脳梗塞の多発や強い動脈硬化性変化によって認知症になるタイプ

　それ自身では症状を起こさないような小さな脳梗塞でも、数がたくさんになると認知機能低下を起こすことがあります。

　アルツハイマー型認知症と区別のつかないような経過をたどるものもありますが、もの忘れは目立たず、意欲低下やうつ症状、感情のコントロール不良、注意集中の悪さ、緩慢さなどが出現する例もあります。

＊気づきのきっかけとなる変化

　①②では、脳血管障害により急に症状が出現するので、発症前に症状に気づくことは難しいでしょう。急に機能が失われるため、本人の喪失感が強くなります。話すことの問題を生じた方は、うつ症状を呈しやすいといわれます。

　一方、③では、じわじわ症状が出現することがあり、認知症といえるほど認知機能が低下する前に、次のような変化に気づくことがあります。

- やる気が出ない
- 一日ぼーっとして過ごす
- 感情が不安定でちょっとしたことで泣いたり怒ったりする
- 怒ったとき抑えがきかず怒鳴ったり暴力を振るったりする
- 頑固になる
- 話したり動いたりがゆっくりになる
- 話がくどくどしくなる
- うつっぽくなる

　なんとなくすっきりしない、やる気が出ない、などの症状として自覚されます。これらの症状の多くは、前頭葉機能低下によるものですが、どのタイプの血管性認知症でも前頭葉機能が低下しやすく、障害された部位の症状のほかに、感情の不安定や意欲低下が出現することも多いです。

　糖尿病、高血圧、脂質異常症、心房細動などの脳血管障害のリスクとなるような病気を持つ人は要注意です。

Chapter 1
Section ❸ 身内の認知症に直面した家族の想い

① 認知症であることを受け入れられない家族への対応

- 家族が身内の認知症を認めない場合には、利用できるサービスを利用できない状況が続くので、早急な対応が必要。
- 介護を担っている家族に対して、普段の介護の労をねぎらい、称える。

＊受け入れられない家族の心理

　医療・福祉の専門職が、認知症の疑いがあるために受診を促したときや、病院で認知症と診断されたときに、家族がそれを受け入れられない場合があります。明らかに言動が以前とは異なっていて、それを具体的に伝えても「年相応のものだから」と家族が認めず、説得に苦慮することがあります。しかし、家族が身内の認知症を認めないと、利用できるサービスを利用できない状況が続くことになるので、早急な対応が求められます。

　家族が身内の認知症を認めないことの背景はさまざまです。「本人の説得が難しい」「身内が認知症になったら恥ずかしい」「福祉のお世話になるのは恥ずかしい」と認識する人もいます。またサービスを利用すると、いろいろな人が家に入ってくるのが嫌だと言う人もいます。自分が中心となって介護しているのに、自分がねぎらわれずに、認知症の人ばかりが大事にされて、面白くないと感じる家族もいます。

　こうした家族に対して、「本人のために受診するべき、介護保険サービスを使うべき」と説明しつづけても意味がありません。まずは、一緒に住んでいる、あるいは別居であってもキーパーソンとして介護を担っている家族に対して、普段の介護の労をねぎらい、称えることが必要です。そのうえで、

「よく頑張っておられますが、歳をとるごとに、身体の負担が増えます。ご家族自身も身体を大事にしないと介護できなくなるので、困ったときのために、準備を少しずつしませんか」などと、「家族を大事にする」ということを何度も表現して、伝える必要があります（CASE 8）。

家族の労をねぎらうことで、受診につなげる

　介護支援専門員（ケアマネジャー。以下、ケアマネ）は、70歳代の女性の認知症を疑い、近くに住む50歳代の娘Aさんに何度も電話して受診を勧めました。しかしAさんは、「母は昔からずぼらな性格だから」と言い、受診を拒みます。訪問介護員からは、配食サービスにはほとんど手をつけず、栄養不足が心配されること、家に閉じこもって娘以外の人との交流をまったく持っておらず、抑うつも心配されると報告を受けていました。

　そこでケアマネは、娘に対して「お仕事大変なのに、お母様のことをよく看ておられますね。Aさんの負担を配慮しきれず、何度も電話してすみません」と率直に謝りました。すると「よくしていただいていると思っています」との返事。そこで「Aさんが仕事とお母様のことでとても大変な状況にあるんじゃないかと思って、心配で電話しました。どこかでお時間いただけますか？」と話し、久々にAさんと会う約束ができました。

　会うと、母親の家の汚さと臭いで滞在するのが嫌になる、母と話すとネガティブな雰囲気が自分にも伝染しそうで帰りたくなる、病院に連れていくための説得を考えるだけで気分が悪くなることを話してくれました。

　そこで誘導などはケアマネが行い同行すること、この受診および次回の要介護審査で要介護度が上がれば、利用できるサービスが増え、環境を整えられること、うつである場合には抗うつ薬で改善する場合があることなどを伝え、ついに受診することができました。うつ症状が強く出ていたため、抗うつ薬を処方してもらいました。また、デイサービスを開始し、訪問介護サービスの回数を増やすことで、本人の生活環境も改善され、Aさんも仕事の合間に母のところに顔を出す回数が増えたそうです。

Chapter 1
Section ❸ 身内の認知症に直面した家族の想い

② 家族が認知症に気づくことの難しさ
── 介護の「入り口」に立つうえで

ケアのポイント

❋ 過去の生活と照らし合わせて、「その人らしくない」振る舞いがあるかないかに注目することは、家族ならではの気づきのきっかけとなる。

❋ 「その人らしくない」振る舞いは、人それぞれである。また、家族といっても、相手のすべてを把握しているわけではない。

❋ 身近な人の認知症に気がつけなかったと悩む家族もケアする必要がある。

＊「その人らしくない」振る舞いに注目する家族たち

　家族は、認知症に気づくうえで特有の問題を抱えています。ある介護家族の会の会長さんは、それを「入り口問題」と表現しました。では、それはどんな問題なのでしょうか？

　まず、家族がどのようにして「この人は認知症だ」と気づくのか、考えてみましょう。たとえば、誰が見てもおかしな振る舞いがきっかけとなることもあります。
「夫がシャツの袖をクロスさせて（左右逆に）着てしまった」
さらに
「かかりつけの病院に行く途中で道に迷い、山に入ってしまった」
ことから、夫を受診させたBさんは、その典型でしょう。

　しかし、家族にとってのきっかけは、それだけではありません。

注目したいのは、「その人らしくない」振る舞いがきっかけとなるパターンです。

「母が、それまで難なくこなしていた町内会の会計で、帳簿が合わなくなってしまった」というCさん、あるいは「読書好きの夫に読書を勧めたら、『面白いことないのに、何で？』と聞き返された」というDさんが、その例です。いずれも、相手の過去の生活と、現在の振る舞いが合わないことから、「何かがおかしい」と思ったといいます。

ここで重要なのは、何が「その人らしくない」振る舞いかは、人それぞれだということです。

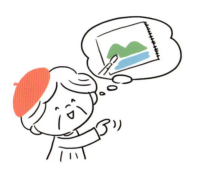

EさんFさん姉妹は一人暮らしをするようになった母のために、絵描き道具をプレゼントしました。「一人暮らしになったら絵を描きたい」といつも言っていたからです。ところが……

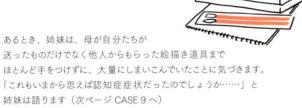

あるとき、姉妹は、母が自分たちが送ったものだけでなく他人からもらった絵描き道具までほとんど手をつけずに、大量にしまいこんでいたことに気づきます。「これもいまから思えば認知症症状だったのでしょうか……」と姉妹は語ります（次ページCASE 9へ）

趣味が読書だった人が、読書を「面白くない」というのは確かに変ですが、世の中には本を読むのが苦手という人もいます。あるいは筆者も、家計簿の収支が合ったためしがありません。

現在、認知症の早期発見を啓発するなかで、「その人が普段やっていたことができなくなってきたら、受診を考えましょう」と語られることがあります。普段の生活から「その人らしくない」振る舞いに気づき、受診させるというプロセスは、専門職が家族に期待するものだといえるでしょう。

* 「入り口」を見落としてしまった家族の気持ち

認知症に気づくということは、家族にとって介護の「入り口」です。しかし、その入り口に立つことは、簡単ではありません。

なぜなら、家族といっても、その人のその人らしさすべてを把握しているわけではないからです。ここで、入り口を見落としてしまった、すなわち「入り口問題」が生じるのです。

たとえば、現在は母親を介護するEさんFさんの姉妹は、父親が亡くなったあと、母親が台所のゴミを片づけなくなったことに気がつきましたが、「その人らしくない」振る舞いだとは考えませんでした（CASE 9）。主婦業から解放され、一人暮らしを楽しんでいるのだろうと思っていたそうです。

CASE 9

実の母でも行動が異常かどうか、判断がつかないこともある

現在は母を介護するEさんFさんの姉妹は、大学進学後、実家を出て暮らしていました。

父が亡くなり、母が一人暮らしをするようになってからのことです。姉妹は、母が台所のゴミを片づけていないことに気がつきました。

しかし、母はもともと、「あまーいスクランブルエッグ状の卵を、ボーンと入れた無茶苦茶な弁当」を子どもに持たすような、「だらしない」人でした。そこで姉妹は、当初、夫が亡くなり主婦の役割から解放され、母は一人暮らしを楽しんでいるのではないかと考え、それが認知症のためだとは思いもしませんでした。

さらに、姉妹は長年、母と暮らしていません。Fさんは、当時を「（母が）以前と変化があるのかも、判断できなかった」と振り返ります。

台所のゴミが片づいていないのは、一般論として変です。しかし姉妹は、「それが彼女（母）にとって異常かどうか、わからなかった」と語るのです。

EさんFさんの姉妹を含め、「自分たち家族がもっと相手のことを知っていたら、もっと早く変化に気づけたのではないか」と後悔を語る家族は、多くいます。その後悔は、ときに自責の念となります。そしてそれは、「今度こそ自分が相手を看なければ」という、一種の介護の抱え込みへとつながりかねません。

　一方で、「誰かにその後悔を気遣ってもらった」、いやそもそも、「その後悔に誰かが気づいてくれた」という家族に、筆者はほとんど会ったことがありません。

　私たちは家族に、「相手の変化に早く気がついて！」と期待します。早期発見が強調されるなか、家族に期待される役割は重要性を増している、といえるかもしれません。

　しかし、忘れてはなりません。家族とはいえ、誰かの「その人らしさ」すべてを完璧に把握するなど、本来は不可能なはずです（そもそも自分のことや、「自分らしさ」を完璧に把握している人すら、いないわけですから）。にもかかわらず、私たちは家族に多くを求め、また家族も自分たち自身に多くを求めてしまいます。

　そうだとすると、ケアをする者は、家族に期待をするだけでよいのでしょうか。それだけではなく、「もっと早く気づけなかったのか」と後悔する家族をどう支えるのか。ケアをする者として、このことも考えなくてはならないと思います。

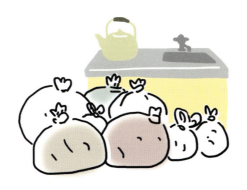

現在はEさんFさんによって整然と片づけられた台所も、数年前まではゴミで埋まり、どこに何があるかわからない状態でした

Chapter 1
Section ❸ 身内の認知症に直面した家族の想い

③ 家族が専門職に憤るとき
―― 「あなたは認知症をわかっていない」

ケアのポイント

- 認知症の人の状態は、その人にかかわる相手や環境次第で大きく変わることがある。
- 認知症の人の「本当の姿」に、絶対的な基準はない。
- 認知症の人が見せる多様な姿を考慮に入れながら、継続できるケアの方針をつくりあげていく。

＊認知症の人の状態が相手や環境で変わるからこそ生じる問題

「私ね、案外、調査員の人がわかってないな、と思いました」というGさん。あるいは、「デイサービスのスタッフは、ああいう点で、認知症を知ってないなと感じた」というHさん。

いずれも、専門職に対して強い憤りを示しています。彼女たちはいったい、何に怒っているのでしょうか？

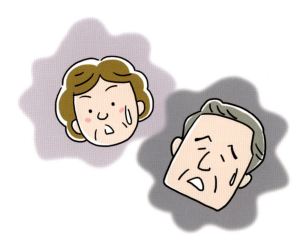

Gさんが「わかってない」とするのは、「よその人が来たら、しゃきっとする」という、母親の特徴です。

　普段は家にいない人（介護保険認定調査員）が来た、その「30分、1時間」は「しゃきっとする」。そうした認知症の人の特徴的な反応を踏まえないで認定をされても困る、というのです。

　Hさんの場合は、デイサービスのスタッフから「Hさんのご主人はね、いろいろなこと手伝ってくれて助かっています」と話しかけられたことがきっかけでした。

　なるほど、スタッフの前で夫は元気にしています。しかし彼女が、スタッフの見ていない場面を観察していると、「楽しんでいるのかなと思ったら、いろいろなことが終わったあとは、部屋の隅っこでうずくまるようにしている」ことに気がつきました。スタッフは、夫を褒めるだけで、こうした変化に気づいていなかったといいます。

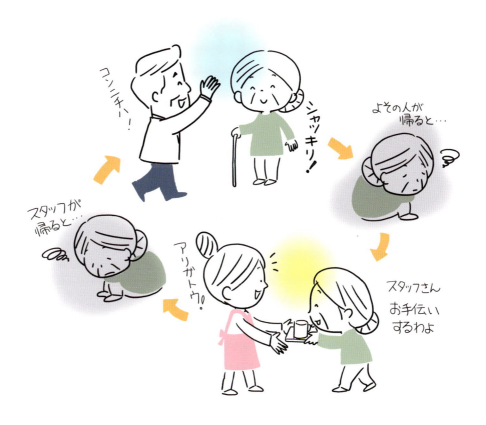

認知症の人の状態は、その人にかかわる相手や環境次第で大きく変わることが、現在知られています。そうした変化があることは、認知症介護にかかわるすべての人にとって、よりよい介護を目指す希望です。

しかし一方で、そうした変化があるということが、介護にある問題をもたらします。

> その時間、その場、その相手に対して見せた反応だけを基準に、要介護度を決めたり、介護サービスを提供してもらっては困る。
> 家族である自分は、違う時間、違う場、違う相手に対して、この人がどう振る舞うかも知っているのだから。

GさんやHさんに代表される家族の声は、こうまとめられるでしょう。

＊「本当の姿」をめぐる葛藤から探す介護のかたち

Gさんは介護手記に、認知症の人は「中心介護者にのみ本当の姿を見せる」と記しています。この言葉には、ドキリとさせられるかもしれません。

しかし、Gさんの経験を知ると、納得できるはずです。「母親が見せる変化を専門職にも知ってほしい」というGさんの思いは、伝わりませんでした。認知症の人のどの姿がいったい「本当の姿」なのか？　こうした葛藤が、介護現場に生じてしまったのです。

しかし筆者は、こうした葛藤はいつでも生じうるし、また必ずしも避けるべきではないと考えています。

介護保険成立後、介護には多様な立場の人びとがかかわるようになりました。多くの人びととふれ合うなかで、認知症の人が多様な姿を見せるのは、当たり前のはずです。そうしたなかで、いったい誰に見せた姿を介護の基準とするのか、ときに葛藤が生じることも、当然でしょう。
「認知症の人のために、いったいどんな介護を目指すのか？」
―― それぞれの立場が知る、その人が見せた多様な姿を持ち寄るなかで、新たに生まれる方針があるはずです（CASE 10）。

これは、家族が知る姿を「本当の姿」として、絶対的な基準にすればよい

ということではありません（Gさんも、そんなことは望んでいないでしょう）。

葛藤は生じうるのだということを前提に、多様な見方を持ち寄りながら継続する介護を探すことこそ、よりよい介護につながるのではないでしょうか？

CASE 10

その人の多様な側面からケアを組み立てる

ある音楽療法士は、それぞれの患者が好きな曲を探るために、多様な情報を集めていました。家族に問い合わせるのはもちろん、自分でも、その人の出身地、性別、年齢や職業などから探っていきます。そして、特定の曲を演奏したあとにどんな反応があったか（たとえば、食事のときに口ずさんでいなかったか）、ほかの介護スタッフから情報を集めます。

別の事業所では、患者個々人の歴史や暮らし向きを尊重するサービスメニューを目指し、介護支援専門員（ケアマネジャー）や介護家族から行うヒアリングを重視していました。この事業所ではそうして、利用者に合わせて「得意」「好き」なメニューを用意し、各自にやりたいメニューを自己選択してもらう取り組みをしていました。興味深いのは、ある人にとって「得意なこと」が、別の人にとっては「新しい挑戦」になることです（たとえば、竹細工や料理など）。

これらの取り組みは、必ず家族にとっての思いがけない反応を生みます。「失語状態のはずなのに、歌が口ずさめたなんて！」「家ではじっとしている人が、工作に挑戦するなんて！」などです。こうした患者の「多様な姿」を集める作業を、私たちは重要な「ケア」ととらえるべきでしょう。

ここで取り上げた事業所は、一つのサービスを、あるいはたった数分の曲を演奏するために、それぞれの患者についての膨大な情報を集めていました。それは目立たず、注目されにくい作業かもしれません。しかし、それ抜きでは、患者の何かを引き出すことはできなかったのです。一連の目立たない情報収集の作業もまた、重要なケアだったのです。

Chapter 1
Section ❹ 受診を嫌がる本人の想い

① 家族が認めても本人が受診したがらない理由

ケアの
ポイント

- 軽度認知障害(MCI)や認知症初期、もの忘れが始まったころの高齢者は、不安、恐怖、苛立ち、喪失感を感じることが多い。
- 受診勧奨のタイミングは人によって異なる。
- 本人の気持ちを知ることで、受診を勧めるタイミングを見定める。

* 認知症の人の想いを考える

　もの忘れにより、日常生活のなかで自分のしたこと、人に言われたことなどを、思い出せない体験が続くと、思い出そうとしても思い出せない苛立ちの気持ちがたまります。

　また、周囲の状況がわからなくなっていく不安や、「自分はいったいどうなってしまうのだろうか」という恐怖などにも襲われます。

　このように軽度認知障害（MCI）や認知症の初期段階、もの忘れが始まったころには、不安・恐怖・苛立ちが見られます。

　人は老いていくなかで、誰もが喪失感を感じるものです。認知症を抱える人は、日常生活を営むうえで必要なさまざまな力も失われていくため、それに輪をかけて、並々ならぬ喪失感を覚えています。

　このような、地に足が着かない状態にあると、
「病気になると思わなかった」
「こんなになってはおしまいだ」
と考えてしまう認知症の人も多くおられるでしょう。

＊受診勧奨のタイミングを見極める

　認知症を患う本人が、家族や支援者から医療機関への受診勧奨を受け入れるタイミングは、その人その人で異なります。

　もちろん病状面を考慮すれば早く受診したほうがよいのですが、本人と家族・支援者のタイミングの不一致によって、受診につながらないでいる場合が多いようです。

　たとえば、長年独居生活を送っている本人のところに、たまたま訪問した際に症状に気づいた家族が、あわてて受診させようとしても、そう簡単にいくはずはありません。

　また、関係性が構築されていない支援者がいくら説得しても、おおむね同様の結果になるでしょう。

　前述の高齢者の心理を考えると、本人にとって納得できる理由がなければ、家族や支援者が本人の意思を覆すことはできません。そして、家族がそのタイミングを待つことができず、かえってこじれてしまうこともあります。

　タイミングを見極めることがとても重要です。

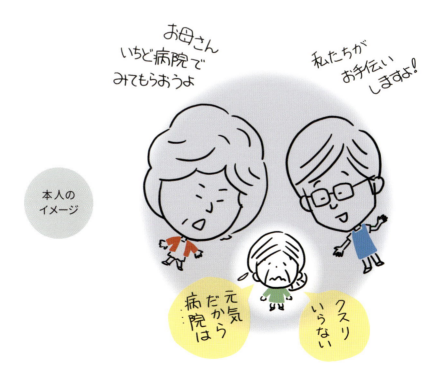

*先々のイメージを伝える

　受診勧奨のタイミングを見極めるには、まずは、本人の想いを知ることです。

　いままで「医者いらず」であったことを誇りに思っている人もいれば、やはり「診断されるのが怖い」と思っている人もいるでしょう。その不安や喪失感に共感しつつ、関係性を構築するなかで、ここぞというタイミングで勧めることによって、納得していなくても受診に同意する場合も少なくありません（CASE 11）。

　もちろん失敗することもあります。その場合は、本人の想いを受容しながら、次のタイミングを探ります。

　受診勧奨がうまくいくかどうかは、それまでの家族間の関係なども影響します。場合によっては第三者が介入し、受診勧奨したほうがよい場合もあります。そのためにも、「いままでの本人」と「いまの本人」を知ることから始めることが重要といえます。

　お膳立てが必要な場合もあります。意固地にならないよう注意を払うことも必要です。嫌なイメージのある認知症と診断されるかもしれないという不安は、声かけや日常の接し方でフォローする必要があります。

　また、診断されてもその人らしさが保証されるような先々のイメージを伝えるような周りのかかわりが必要です。支援者を多くつくり、段階によって比較的相性の合う人が適切なタイミングで介入することが望ましいといえます。

　ときどき、嘘をついて無理やりに受診させる姿を見かけます。このようなケースでは、連れてこられた本人が激高して、その後の受診に差し障り、家族との関係も悪化することが少なくありません。たとえ嫌々であっても、本人なりの理由で了解したうえで受診することが、今後の介護サービスなどへつなげるためにも大切です。

　ファーストコンタクトが難しい場合には、専門のチームが訪問する事業があります。このあとのSection 5で説明します。

母の気持ちの変化のタイミングで、受診を提案

　家族が認知症を疑って受診を勧めても、「私はボケてなんかない！　自分のことは自分でできてます！」と言い張って、なかなか受診しないIさん。近所に住むIさんの娘は、訪問するたびに、一人暮らしのIさんの食事や清潔の状態が悪化していることが気になっていました。

　掃除を手伝おうとしても、頑なに拒否するため、半年の間、様子を見ることしかできませんでした。

　あるとき、物が散乱した部屋の中で、家族で一緒にお茶を飲んでいるとき、Iさん自身が「なんか最近、物を探してばかりいる」と自信なさそうに言いました。これまで自信たっぷりの態度で、「私は大丈夫！」と言っていたIさんに、変化が認められたことに気づいた娘は、「お母さん、これまでしっかり頑張ってきてくれてありがとう。忘れ物が少なくなるかもしれないお薬があるみたいだから、それを出してもらえるか聞きに行かない？」と話しかけました。

　母の状態の変化に、初めは焦って「お母さん、掃除しないと！」と問い詰めてばかりいた娘も、半年の経過のあいだで、問い詰めるのは逆効果であることに気づき、不衛生な状態が気になりながらも本人を責め立てる言葉を減らすようにしていました。そのため、本音を言いやすい状況になったのかもしれません。

　娘がもの忘れを責めることはせず、「もの忘れが減る薬」のことを、提案というかたちで話しかけたことで、本人も「そんな薬があるならありがたいねぇ」と、いったんは受診を了解しました。

　しかし、実際に受診する日になると、「私は病院なんかいかん！」と言いはじめました。結局2回、受診予定日に病院に行くことができませんでした。それでも、先の反省を活かし、娘も「じゃ、今日はやめとこう」と、あまりしつこい声かけをしませんでした。そのことがよかったのか、3回目でやっと受診することができました。

Chapter 1
Section ❹ 受診を嫌がる本人の想い

② かかりつけ医がいない場合の困難
——介護認定審査を申請できない

ケアのポイント

❋ 認知症の治療を、適切なタイミングで、専門医・専門医療機関の受診につなげるためには、かかりつけ医の存在の有無が重要である。

❋ かかりつけ医を見つけられない場合は、往診・訪問診療などのサービス活用の可能性も検討する。

＊ **かかりつけ医がいるとメリットが多い**

　認知症の治療は、本人への説明と同意のうえ、必要なタイミングで専門医への受診につなげることが重要です。そこで大きな役割を担うのが、かかりつけ医です（TOPICS）。

　認知症は、経過とともに病状が変化するため、「いつもの状態」を知っている医師がいれば、急激な変化が起こった際も、いつもの状態と比較しながら対応することができます。

　早い段階から、かかりつけ医と本人で病気の話ができていれば、進行による生活への影響に対する準備が可能で、不安も軽減されます。また、頻度は少ないとはいえ、可逆性の疾患（正常圧水頭症や慢性硬膜下血腫など）を早期に発

❋ **TOPICS　患者と専門医・専門医療機関をつなぐパイプ役**

　かかりつけ医とは、「なんでも相談できる上、最新の医療情報を熟知して、必要な時には専門医、専門医療機関を紹介でき、身近で頼りになる地域医療、保健、福祉を担う総合的な能力を有する医師」と定義[26]されています。また、患者を適切に専門医・専門医療機関につなぐことは、意識調査でも国民の約9割が望んでいる[27]ことです。

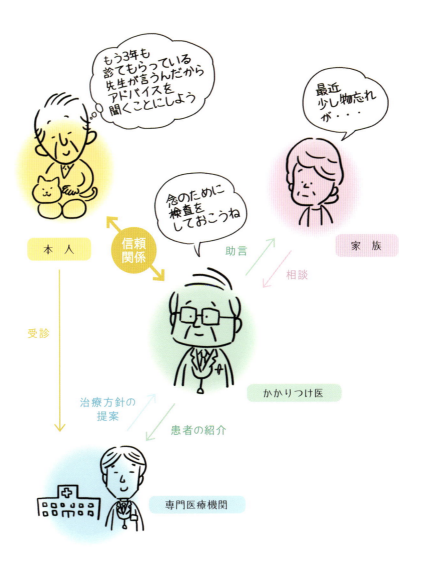

見できる場合もあります。

逆に、かかりつけ医がいない場合は、このすべてのかかわりが得られないというリスクを負うことになります。

＊介護保険の「主治医意見書」問題

介護保険を申請するためには、主治医が作成する「主治医意見書」（以下、意見書）が必要です。意見書は、本人がどのような生活を送っていて、どのような介護サービスが必要か判断できる医師、すなわち、かかりつけ医が作成することが求められます。

しかし現実には、かかりつけ医がいないため、意見書をどの医師に依頼すればよいかわからないといった話をよく耳にします。

理解のある医師の場合、数回の受診でも意見書を作成してくれることがありますが、それは緊急時に当面のサービスを導入するためのものと考えてください。いちばんよいのは本人のことをよく知るかかりつけ医が書いた意見書と認定調査の結果をもとに、介護認定審査会で、必要なサービス量が検討されることです。

主治医意見書の申請の流れ

主治医がいる	市区町村の役所で要介護（支援）認定の申請書の主治医欄に記入して、提出 ➡提出された役所から、主治医欄の主治医に情報提供の依頼 ➡主治医による役所への情報提供
かかっている医者が複数いる	最も生活状況を理解していると思われる医師を主治医欄に記入し、上記と同様、市区町村の役所に申請書を提出（以下の流れは同様）
主治医がいない	地域包括支援センターに連絡し、主治医がいないことや、現在の本人の様子を伝え、地域にある適切な医療機関を紹介してもらう

＊往診や訪問診療も方策の一つ

　医療機関への受診になかなかつながらない場合には、往診や訪問診療の導入も方策の一つです。

　本人が支援者の訪問を嫌がる場合は難しいですが、それでも何度か訪問し、本人の人となりを理解し、関係を深めることで、訪問時の滞在時間が少しずつ延び、訪問を受け入れることに抵抗がなくなる場合があります。そのようなときは、訪問診療などを導入するチャンスです。

　訪問診療では、医師と看護師などが自宅に訪問し、診察や処方を行います。医者嫌いの人は、医者と名乗らず、また白衣も着用せずに訪問してくれる場合もあり、状況によっては、本人は診察を受けていることに気づかないこともあります（CASE 12）。

　なんとか受診につながっても、薬を飲むことに抵抗を示される場合もあり、時間をかけて関係を構築し、説明しながら同意を得ていきます。

　訪問診療の医師は、介護保険の意見書の作成も可能です。身体的には元気でも、介護サービスの導入が必要な場合などは、医療と介護サービスに患者をつなぐきっかけとして、訪問診療などが有用といえます。

CASE 12

「役所」という言葉が受け入れのきっかけに

　健康が自慢のJさんは、認知症を疑って受診を勧める家族の意見をまったく聞き入れません。そのため、主治医意見書を手に入れられず、要介護認定審査の申請ができません。家族は、地域包括支援センターに相談し、往診医を紹介してもらいました。

　Jさんは初め、「なんで医者がうちに来る！」と怒って、受け入れませんでした。そこで往診医が、「役所からの依頼で、近所の80歳以上の高齢者のお宅を訪問している」と伝えました。するとJさんは、「みんなのところに行くんですか？　そりゃ大変ですなぁ」と、訪問にまんざらでもない様子でした。往診医は、「役所から頼まれたものですから、記録が大変で。えーっと、今日は何日でしたかねぇ」と何気ない様子で認知機能テストを実施しました。本人は「うーん、何日じゃったか、毎日休日みたいなもんでな」と笑って答えました。同様に、「役所からの依頼」で、血圧を測ることを告げると、「あれこれ大変ですなぁ」と言いながら、腕を差し出してくれました。

　可能な範囲で認知機能テストを実施し、家族からも情報を収集。意見書に記載する情報が整ったところで、「しばらくしたら、近所の高齢者が毎日をどんなふうに過ごしているのかを聞く調査員が来ますので、またご協力いただけますかねぇ」と訪問調査のことも紹介し、了解を得ました。

　Jさんのケースでは、「役所」という言葉が、医師の訪問を受け入れるきっかけとなりました。このあと、家族がときどき、「役所の調査の人は、次はいつ来るかねぇ。よその人と話すのは結構楽しいもんだねぇ」などと伝えることで、訪問調査員を受け入れ、介護保険にもつなぐことができました。

　最近は、ニーズの高まりもあって、訪問診療専門のクリニックが増えています。医療保険で利用できるクリニックもあれば、介護保険（居宅療養管理指導）を利用できるクリニックもあります。これらの情報は、近隣の地域包括支援センターで得ることができるでしょう。

Chapter 1
Section ❺　ケアをつなぐサービス

1 もの忘れ外来の取り組み

ケアのポイント
※「認知症では」と感じたり、
認知症に関連したさまざまな症状で心配な方には
もの忘れ外来受診を勧める。

＊もの忘れ外来とは

　もの忘れ外来では、「認知症のはじまりかな」と感じられている方や、自治体などで配布しているチェックリスト（次ページの表）での点数が気になる方など、認知症に関連したさまざまな症状で心配されている方の診断、治療、助言などを行っています。

　もの忘れ外来では、次のようなステップで認知症の診断が行われます。

①本人や家族の話をよく聞き、日常生活にどのような変化が認められたかを把握する

↓

②これまでの経過や現在の症状から、それが「せん妄」や「うつ病」などによる症状ではないことを確認する

↓

③どのような認知機能や生活機能に障害が認められるかを把握する。その際には、ミニメンタルステート（MMSE）や改訂長谷川式簡易知能評価スケール（HDS-R）などの心理検査を用いることもある

↓

④上記の検査で、認知機能障害が認められる場合には、その原因となる疾患を明らかにするとともに、健康状態をチェックするために、身体の検査（バイタルサイン、胸腹部理学的検査、神経学的検査、血液検査、神経画像検査）を行う

表　自分でできる認知症の気づきチェックリスト

チェック項目	まったくない	ときどきある	頻繁にある	いつもそうだ
① 財布や鍵など、物を置いた場所がわからなくなることがありますか	1点	2点	3点	4点
② 5分前に聞いた話を思い出せないことがありますか	1点	2点	3点	4点
③ 周りの人から「いつも同じ事を聞く」など、もの忘れがあると言われますか	1点	2点	3点	4点
④ 今日が何月何日かわからないときがありますか	1点	2点	3点	4点
⑤ 言おうとしている言葉が、すぐに出てこないことがありますか	1点	2点	3点	4点

チェック項目	問題なくできる	だいたいできる	あまりできない	できない
⑥ 貯金の出し入れや、家賃や公共料金の支払いは一人でできますか	1点	2点	3点	4点
⑦ 一人で買い物に行けますか	1点	2点	3点	4点
⑧ バスや電車、自家用車などを使って一人で外出できますか	1点	2点	3点	4点
⑨ 自分で掃除機やほうきを使って掃除ができますか	1点	2点	3点	4点
⑩ 電話番号を調べて、電話をかけることができますか	1点	2点	3点	4点

チェックしたら、①から⑩の合計を計算 ⇒　合計点 　　　　 点

**20点以上の場合は、認知機能や社会生活に支障が出ている可能性があります。
お近くの医療機関や相談機関に相談してみましょう。**

※ このチェックリストの結果はあくまでもおおよその目安で医学的診断に代わるものではありません。認知症の診断には医療機関での受診が必要です。
※ 身体機能が低下している場合は点数が高くなる可能性があります。

出典：東京都福祉保健局高齢社会対策部在宅支援課『知って安心認知症』
　　　（平成27年7月発行）より引用

TOPICS　認知症のアセスメントツール

■ミニメンタルステート（Mini-Mental State Examination: MMSE）

1975年、アメリカでM・F・フォルスタイン博士らが開発した評価スケール。11の質問からなり、満点は30点で、23点以下は認知症の疑いとする。口頭での質問で、被験者の時間見当識や近時記憶力、計算力（ワーキングメモリ）、言語的能力、図形的能力（視空間構成機能）などについて評価する。

■改訂長谷川式簡易知能評価スケール
（Revised version of Hasegawa's Dementia Scale: HDS-R）

精神科医・長谷川和夫が作成した簡便な認知症評価スケール。質問項目は9問。総得点は30点で、20点以下は認知症の疑いがあるとする。

＊外来での受診の流れ

以下では、もの忘れ外来での実際を理解しやすいように、事例をもとに、どのような理由でもの忘れ外来を受診され、外来ではどのような検査と診断をし、その結果、どのような助言を行ったのかを示したいと思います。

1 受診のきっかけ

もの忘れ外来に受診されたのは、83歳の男性です。受診時には、要介護認定はされていませんでした。

男性の妻によれば、1年前から同じことを何度も質問したり、置いた場所がわからなくなって探し物をしたり、朝の薬を飲み忘れることが多くなったそうです。また、最近ではATMで戸惑うことが多くなり、金銭管理は妻が行っているとのことです。

ただし、入浴や着替え、トイレなど、身の回りのことは自分でできるとのことでした。実際、受診時にお会いした本人は、身なりは整っており、態度も自然、感情も穏やかな方で、本人としては、「もの忘れは自覚しているが、日常生活にはとくに支障はない」ということでした。

2 検査・診断

外来では、初めにMMSEを行い、18点（30点満点中）でした。

今日の日付と曜日と年はわからず（時間見当識の障害）、100から7を一つずつ引く計算は93まででした（ワーキングメモリの障害）。桜・猫・電車の3単語を覚えてもらっても数分後には一つも思い出すことができず（近時記憶の障害）、重なった五角形の模写も上手には描けませんでした（視空間構成機能の障害）。

身体的所見では、バイタルサイン（血圧、脈拍）、胸腹部の視診・聴診・打診・触診に異常なし。運動麻痺、パーキンソン症状、歩行障害を含め、神経学的に明らかな異常は認めず、血液検査の値も正常でした。

ただし、神経画像検査では、頭部CTで海馬を含む両側側頭葉内側面に萎縮を認めました（図）。

図　身体的な検査所見のまとめ

バイタルサイン	血圧：126-82mmHg
	脈拍：毎分80回（不整なし）
胸腹部理学的検査	異常なし
神経学的検査	運動麻痺（－）
	パーキンソン症状（－）
	歩行障害（－）
血液検査	血液一般：正常
	生化学：正常
	甲状腺機能：正常
	ビタミンB_1/B_{12}/葉酸：正常
神経画像検査	両側側頭葉内側面に萎縮

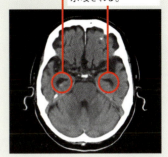

側脳室下角の拡大を認め、海馬を含む側頭葉内側面の萎縮が示唆される。

以上の結果から、次のことがわかりました。
① 1年前から繰り返し言動、頻回の探し物、薬の飲み忘れなどの健忘のエピソードが見られること
② 経過や症状からは、せん妄やうつ病ではないこと
③ MMSEの所見から、近時記憶障害、時間見当識障害、ワーキングメモリの障害、視空間構成障害が認められること。そのような認知機能障害によって服薬管理や金銭管理などの手段的日常生活動作に支障が認められること。しかし入浴、着替え、排泄などの基本的日常生活動作は自立していること
④ 神経学的検査や血液検査に異常は見られず、頭部CTではアルツハイマー型認知症に特徴的な所見が見られること

3 助言

本人や家族には、上記所見を丁寧に説明したうえで、現在は軽度の認知症状態であること、薬物治療によって進行を緩和できること、利用できる社会資源があること、これからも希望をもって健康的な生活が続けられるように私たちも一緒に歩んでいくことをお伝えしました。

Chapter 1
Section ❺ ケアをつなぐサービス

2 サービスをどうしても受け入れられない場合

ケアのポイント

- 認知症の人が感じている強い不安、喪失感、あきらめなどを理解する。
- 認知症の人の「受け入れたくない」という意思を前提に関係づくりを進める。
- 緊急的に第三者の介入を要する場合は、自治体や地域包括支援センターなどに配置される「認知症初期集中支援チーム」の活用を考慮する。

＊生活を支援されるということ

　認知症を抱える人は、強い不安と喪失感があると前述しました。これはいままでは誰の手助けも借りずに生活してこられたのに、誰かに手伝ってもらわないと生活できない、誰かに手伝ってもらったほうがいいと周りから強く勧められるという体験が、さらに不安と喪失感を助長させるためで、その人その人に合った配慮が必要です。

　考えてみれば、いくら助かるとはいえ、希望をしていないのに他人が家に入り、身の回りの世話をすることは、とても不自然なことです。家族や支援者の説得により、すんなりサービスを受け入れてくれた場合でも、心の奥にはあきらめや仕方なさがあるのかもしれません。

　まずは、「受け入れられない」という意思を尊重してみるのはどうでしょうか。

　介護サービスに限らず、医療に結びつける場合でも同様ですが、「受け入れたくない」という意思をくみ取りながら関係をつくり、タイミングをうかがうほうが、近道かもしれません（CASE 13）。

話し相手になりながら、タイミングをつかむ

　90歳代のKさんは、10年前に夫に先立たれ、一人で暮らしてきました。息子家族は遠方に住み、ときおり電話する程度でした。親戚の法事で集まったときに、亡くなった娘のことを生きているように語る姿を見て、息子は認知症を疑うようになりました。

　短い電話では、年相応のもの忘れ程度にしか感じていなかったものが、じっくり向き合って話していると、つじつまの合わないことがたくさん出てきます。そこで、かかりつけ医に意見書をもらい、介護保険の申請をすることにしました。かかりつけ医からは、長年高血圧で通っていたのに1年前からいっさい通っていないと告げられました。

　Kさんは、社交性は高く、誰かが来れば一生懸命応えようとするのですが、いざ訪問介護員（ホームヘルパー。以下、ヘルパー）が入るとなると、「お手伝いはいりません」の一点張り。息子が「たびたびは来られないから、手伝ってもらってよ」と言っても、「家のことは大丈夫。ご飯だって自分でできる」と言います。本当は食事は近所のコンビニの買い物ですませ、冷蔵庫には腐ったものも入っている状況なのですが、手伝いはいらないと言うのです。

　介護支援専門員（ケアマネジャー。以下、ケアマネ）と何度も電話で相談するなかで、ケアマネが提案したのは、「家事援助を目的に入りますが、本人の同意が得られない以上、しばらくは家事の援助はできないかもしれません。Kさんと30分お話をして、ヘルパーが顔見知りになってきたら、お手伝いできる可能性があります」ということでした。息子は「家事も話し相手もやってもらえるのがありがたいけれど、まずは安否確認と話し相手でも介護保険を使える限り、行ってもらいたい」と希望しました。

　同じヘルパーが週に2回通いつづけました。最初の3か月ほどは、話し相手だけで過ぎていきましたが、「いつもお茶いただいてそのままお暇して悪いから、お茶碗だけは洗わせてもらいますね！」と言って茶碗を洗ったことがきっかけで、家事援助を実施することが可能になりました。

手段やタイミングは、家族だけではつかめない場合も多いかと思います。そのようなときには、まずは地域包括支援センターに相談してみます。

とくに認知症と思われる人が独居生活を送っている場合には、地域を担当する民生委員が情報を持っていることもあり、地域包括支援センターと連携してきっかけを探してくれます。

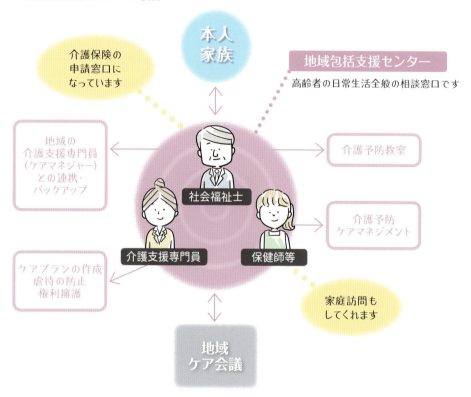

地域包括支援センターの役割

＊認知症初期集中支援チームを活用する

周囲から見て、認知症と思われる症状が原因で生活が破綻していると言わざるを得ない場合など、緊急的に第三者の介入を要する場合があります。

ある一定の条件を満たしている場合には、自治体や地域包括支援センターなどに配置される「認知症初期集中支援チーム」が自宅に訪問します。これは専門医と保健師、社会福祉士などの医療と介護の専門職が協働するチームで、認知症や生活上のアセスメントを行い、生活支援や介護者への支援を含めた本人の自立生活のサポートを目的としています。

まだ十分に活動していない自治体もありますが、すべての自治体で2018年度までに立ち上げることが目標になっているため、介入の糸口となることが期待されています。

認知症初期集中支援チームの概要

複数の専門職が家族の訴えなどにより認知症が疑われる人や認知症の人およびその家族を訪問し、アセスメント、生活支援や介護者への支援等の初期の支援を包括的・集中的（おおむね6か月）に行い、自立生活のサポートを行うチーム

●チームのメンバー
医療と介護の専門職
（保健師、看護師、作業療法士、精神保健福祉士、社会福祉士、介護福祉士等）
＋
専門医（認知症サポート医嘱託可）

●設置場所
地域包括支援センター、診療所、病院、認知症疾患医療センター、市町村の本庁

●対象者
40歳以上で、在宅で生活しており、かつ認知症が疑われる人、または認知症の人で、以下のいずれかの基準に設当する人

①医療・介護サービスを受けていない人、または中断している人で、以下のいずれかに設当する人
　1）認知症疾患の臨床診断を受けていない人
　2）継続的な医療サービスを受けていない人
　3）適切な介護保険サービスに結びついていない人
　4）診断されたが介護サービスが中断している人

②医療・介護サービスを受けているが、認知症の行動・心理症状が顕著なため、対応に苦慮している人

しかし、本人の立場になって考えると、そのような大人数のチームが突然自宅にやってきたらどうでしょう？　まずは、緊急性や必要性について、チームメンバー間でどのようなアプローチをとることが有効かを、よく話し合う必要があります。

Chapter 1
Section ❺ ケアをつなぐサービス

③ 介護認定審査と ケアプランの作成

ケアの ポイント

❋ 介護サービスを受けるためには「ケアプラン」が必要。
ケアプランは、本人や家族でも決められるが、
一般的には介護支援専門員（ケアマネジャー）に依頼する。

❋ 介護認定の結果が出たら、
担当する地域包括支援センターから、
ケアマネジャーを紹介してもらうこともできる。

＊介護認定審査から介護認定までの流れ

介護保険の申請を行うと、本人から聴取する認定調査の結果と、主治医意見書の内容を踏まえて、介護認定審査会で審議されます。申請から約1か月後に、要介護認定の結果が通知されます。

介護保険が医療保険と大きく違う点は、介護の必要性により介護度が認定されることです。介護度は、「自立（非該当）」「要支援1・2」「要介護1～5」の8段階に分かれ、介護度によって利用できるサービスに限度があります。

＊介護認定後は、ケアマネジャーがケアプランを作成

介護保険サービスを利用するにあたっては、どのような生活を送る（目指す）ために、どのようなサービスを使うのかを示す「ケアプラン」を立てなければなりません。ケアプランは、利用する本人や家族が立てることも可能ですが、細かいルールがあるために、一般的には介護支援専門員（ケアマネジャー。以下、ケアマネ）が作成します。

介護保険のサービスを利用する際の負担額は、原則1割ですが、一定以上の所得がある場合は、2割となります。しかし、ケアマネにケアプラン作成

を依頼することについては、この費用の全額を保険者（市区町村）が負担することになっています。利用者の自己負担は生じないため、安心して依頼できるしくみになっています。

　また、通所介護（デイサービス）や訪問介護（ホームヘルプ）などをお願いしようと考えても、どこにどのようなサービスを提供してくれる事業所があり、どのくらい費用がかかるのかを本人や家族だけで把握することは困難です。希望とあわせて、生活上サポートが必要な部分をケアマネが判断し、ケアプランを一緒に組み立てていくことが望ましいといえます。

　ケアマネをどこで探したらいいかも悩まれると思います。ベテランの方がいいと思う人もいれば、フレッシュな方がいいと思う人もいるでしょう。本人の性格を考慮して、同性の方が関係をつくりやすい、またその逆といった場合もあるかと思います。地域包括支援センターでは、ケアマネの紹介も行っていますので、介護認定の結果が出たら、居住する地域を担当する地域包括支援センターへ相談することを勧めます。

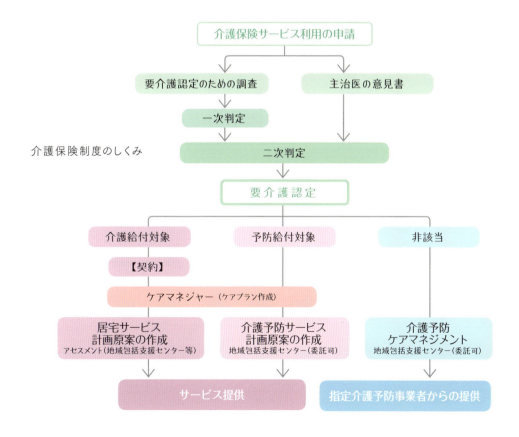

介護保険制度のしくみ

Chapter 1　Section 5　ケアをつなぐサービス

実践の知恵 ❶　地域包括支援センター・スタッフ

地域住民と協力・連携して関係性を構築

　団塊世代が後期高齢者になる2025年に向けて、認知症があっても住み慣れた地域での生活が継続できるように、地域包括ケアシステムの構築が大きな目標となっています。

　認知症の高齢者と家族が安心して暮らせる地域をつくるためには、専門職も地域住民も一緒になって、高齢者を支えていくことが必要です。地域包括支援センター（以下、包括）には、民生委員をはじめ、地域のさまざまな方から相談があります。しかし、地域の方が心配して包括に相談しても、認知症の高齢者本人は、認知症のために判断力や理解力が低下し、何に困っていてそれを解決するためにどうすればいいかを、うまく伝えることができません。包括が訪問しても「何も困っていない」「何とかがんばって、生活できている」と言って支援を拒否することが多々あります。

　地域で生活する認知症の高齢者を、包括だけで支援していくことは困難です。各機関や地域の住民と連携・協力して支援していくことが必要です。

＊地域と連携して関係をつくる

　金融機関から相談があったケースで、年金を引き出すことができなくなってしまった高齢者夫婦がいました。本人たちは、なぜお金を引き出せないのか、誰に助けを求めればよいのか、わかりません。毎日のように近所の金融機関に行き、「お金をおろしたい」と伝えますが、カードも通帳も印鑑も持っていません。どこにしまったかわからなくなったのです。金融機関の職員から包括に、「心配なお年寄りがいる」と相談の電話が入りました。

　じつはこの夫婦については、それ以前にも民生委員から包括に相談があり、包括のスタッフが定期的に自宅を訪問していました。しかし「何も相談することはない」と言って、玄関に入れてもらうこともできていませんでした。

夫婦としては、お金をおろせなくなったことを何とかしたい。いままでは、自分でお金を管理していて困ったことはなかったのに、どうしてこんなことになったのだろう。不安で仕方がないので、毎日のように昔から利用していた近所の金融機関に相談に行くが、職員は「おろせない」と言う。夫婦二人だけで生活していて、頼りになる子どもも身寄りも近くにはいない。自宅に来てくれる人（包括のスタッフ）はいるが、顔も知らない他人。そんな人を家の中には入れられない。知らない人にだまされたら大変。自分たちの生活を守らなければいけない。そういう思いがあったのではないかと思います。

　このケースでは、まずは関係性をつくることが大切と考えました。区の職員も一緒に自宅を訪問することを続けました。さらに、民生委員や金融機関の職員、マンションの管理人や住人の方とも協力して、一緒に訪問する、声かけを行う、お金を引き出すのに困っていたら同行するなど、地域で連携しながら見守りを継続していきました。

　1年たったころ、ようやく顔を覚えてもらえるようになりました。この人たちは信用できると認識すると、夫婦二人で包括に相談に来るようになり、家の中にも入れてもらえるようになりました。その後は、区長申立てで後見制度を申請し、後見人がつき、介護保険のサービスにつなげ、デイサービスやヘルパーなどを利用して自宅での生活を継続することができました。

　最終的には夫の認知症が進んでしまい、在宅生活が困難となりましたが、所有していたマンションを処分し、夫婦そろって親族のいる生まれ故郷の施設に入所することができました。

　これからの高齢社会を支えていくには、どれだけ地域で協力・連携していけるかがカギになります。また、支援を受け入れてもらうためには関係づくりが必要です。時間がかかることもありますが、ケアを受ける人との信頼関係を構築することも重要です。

Chapter 1 Section 5 ケアをつなぐサービス

実践の知恵 ❷ 民生委員

面談で家族と情報を共有し、サポート体制・ケア方針を決定

　82歳、女性、独居（沿線に長男、次男が居住）、軽度の認知症のあるLさん。せん妄（脱水が引き金）によって、隣家の奥さんに拳を振り上げる、別の隣家のバイクカバーを引き裂くなどの行動を起こしてしまい、緊急入院に至りました（退院後はグループホームへ入居）。

　以下に、入院までの経過（家族からの聴き取りによる）をまとめました。

*誤ったゴミ捨てから、家族のかかわりへ

　2015年春ごろよりLさんに、しばしば収集日以外の日や収集が終わってからの時間、あるいは集積場所ではない場所などへのゴミ捨て行為が見られるようになりました。近隣の住民も困っており、その旨を近くに住む中学校時代の同窓生が、Lさんの次男に連絡しました。次男は、Lさん本人に厳しく注意しましたが、本人にはその認識（曜日の勘違いなど）はなかったといいます。後に、民生委員（筆者）が訪問したときは、愛想もよく、会話の受け答えにそれほどの違和感はありませんでしたが、注意しても行動は改善しませんでした。ただ、「ひどく怒られた」との感情は強く残っていました。

*民生委員による面談の実施

　先の同窓生からの連絡の際に、次男は、民生委員への相談を勧められており、次男から連絡を受けて、面談を実施しました。

　面談時には、地域包括支援センターのスタッフ、次男の妻も同席し、Lさんの生活歴や簡単な生活全般の聴き取りを行いました。その結果、「時間や曜日の勘違い」「外に出るのが怖い（場所がわからなくなる）」「季節感が希薄」「身づくろい（化粧や服装など）にかまわなくなった」「煮炊きはほとんどしていない」「入浴はできていない（滑って転ぶのが怖い）」といった認知症が疑われ

る傾向が見られました。一方でトイレや食事は自立しており、次男が訪ねて一緒に外食をする際などは、食欲は旺盛。とくに持病はありませんが、外出の機会が極端に減ったためか、足腰は徐々に弱まっている印象でした。

次男は、週に1〜2回は実家に顔を出しており、改めて考えると会話でも食い違いなどがときどきあったとのことでしたが、それほど深刻に考えてはおらず、「歳をとったらいろいろある」と老化現象として受け止めていました。

ただし、外出が極端に減っていること、趣味的な楽しみがあまりないこと、調理ができないので栄養が偏っているのではないか、周囲には火の不始末などの不安を与えているのではないかといった心配をしていました。

面談では、家族と地域包括支援センターのスタッフとで最近の変化や現状を共有する時間となりました。そこで一度医療機関を受診し(脳のMRI検査も含む)、Lさんの健康状態の正確な把握をすること、介護認定を申請すること、介護支援専門員(ケアマネジャー)に入ってもらうことを提案しました。その後、Lさんは認知症の診断、要介護1の認定を受け、区によるゴミの戸別収集サービスやデイサービス、夕飯は民間の宅配サービスを利用するようになりました。ゴミ出しのサポートやデイサービスの送り出しは、次男が行いました。

＊家族のかかわりだけでは、支えきれない

その後、デイサービスへの通所拒否や隣人との小競り合いなどがたびたび見られ、小康状態が約1年続いてから、妄想や幻聴の頻度、程度が一気に進み、緊急入院に至りました。梅雨時、適切に水分を摂ることができなかったため、脱水からせん妄状態が引き起こされたとのことです。

独居の場合、地域、家族のかかわりがあっても、本人の生活管理(24時間、365日を通しての)は難しさが残ります。また、認知症への理解は、隣人どうしの関係づくりが問われることなどが示された例だと思います。

Chapter 1　Section 5　ケアをつなぐサービス

実践の知恵 ❸　介護支援専門員（ケアマネジャー）

認知症の人が混乱する理由を考え「常同行動」を意識したケアを実践

　Mさんは88歳の女性です。2008年ごろより、探し物が多くなり、2012年、夫の死をきっかけに、もの忘れや、同じことを繰り返す、置き忘れをする、訳のわからないことをしゃべる、会話が通じないなどの症状が出現しました。家電製品の使い方もわからなくなりました。

　2013年、もの忘れ外来を初診。当初はアルツハイマー型認知症が疑われ、投薬（メマリー）が開始されましたが、その後、精査の結果、前頭側頭型認知症と診断されました。

　介護サービスは、認知症対応型デイサービスを週6回、ショートステイを月7〜10日程度利用しています。そのほか、介護用ベッドの自動貸与を継続しています。

＊どうすればいいのか、混乱する認知症の人の想い

　デイサービス、ショートステイなど、ケアの現場では、「わからない、どうすればいいの？（感情的な様子）」「そっち行く、帰してよ（おそらく自宅へ帰りたいと思っている）」、そのほか、言葉にならずに泣き叫ぶ、叩く、蹴るなどの行動が多く見られます。

　自宅でも、何をしたいのか、どうしてほしいのか、言葉が出ずに怒る、イライラしているなどの様子が続いています。外へ出ようとするので目が離せず、昼も夜もかまわず何かに怒って娘の部屋まで駆け込んでくることもあります。デイサービスのない日は、どう過ごしていいのかわからず、混乱していることが多いようです。

＊普段の行動から想いを推測する

　デイサービスでは、長年通っていることもあり、自分の過ごす部屋、座る

席などは把握している様子です。なじみの方も複数おられ、その方たちとの関係は保っています。逆に、イベントごとがあると、明らかにいつもと違う様子を察し、不穏な様子を見せます。また、なじみの方が近くにいないと、落ち着かない様子です。

とくにショートステイでは、「自分の居場所じゃない」と思っているようで、落ち着かない様子が見られます。周囲がざわついていると、不穏になりやすいという傾向があるようです。

このような環境によるMさんの状態の変化から、Mさんには「常同行動」を意識してケアを行うようにしています。具体的には、同じ時間の外出や帰宅、同じフロアでの対応、なじみの方たちと同じ時間を過ごすことなどを意識しています。

＊家族の想いと認知症の人の想いの調整の難しさ

ショートステイでも、なるべく環境を変えないように、同じフロアで対応していますが、いつもと違う場所との認識があり、感情失禁が多く見られます。このような疾患から起こる症状を考えると、Mさんがショートステイを利用することは妥当なサービス選択とは思えません。

しかし、Mさんの場合、家族の介護状況、介護負担を優先して、利用を継続しています（家族は、特別養護老人ホームへの入所を希望しており、そのつなぎのためにショートステイ利用を選択しています）。

認知症の場合、本人との意思の疎通が図りづらいため、現場でのケアの実践が正しいのか、対応によってかえって行動・心理症状（BPSD）を誘発していないか、家族の意向により本人の意向を無視していないか、などの課題を検討しながら対応する場合が少なくありません。

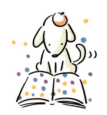

引用文献

1) トム・キットウッド著, 高橋誠一訳(2006)『認知症のパーソンセンタードケア』筒井書房, p19-32
2) クリスティン・ハレット著, 中村哲也監修, 小林政子訳(2014)『ヴィジュアル版 看護師の歴史』国書刊行会, p12-27
3) 北川公子(2013)「第三章 老年看護の理念」北川公子ほか著『系統看護学講座 専門分野Ⅱ 老年看護学』医学書院, p62-64
4) 岩尾貢(2009)「第２章 認知症を取り巻く環境」介護福祉士養成講座編集委員会編『新・介護福祉士養成講座 12 認知症の理解』中央法規, p20-22
5) 小澤勲, 土本亜理子(2004)『物語としての痴呆ケア』三輪書店, p96-97
6) 山鳥重(2002)『「わかる」とはどういうことか：認識の脳科学』筑摩書房, p118-124
7) 小澤勲(2000)『痴呆老人からみた世界』岩崎学術出版社, p3
8) 同書 p218-220
9) 伊東美緒(2011)「不同意メッセージへの気づき：介護職員とのかかわりの中で出現する認知症の行動・心理症状の回避に向けたケア」『日本老年看護学会誌』15(1), 5-12
10) 野村雅一(1983)『しぐさの世界：身体表現の民俗学』日本放送出版協会, p217-221
11) 室伏君士(1998)『痴呆老人への対応と介護』金剛出版, p197
12) トム・キットウッド前掲書 p158-159
13) Naomi Feil著, 藤沢嘉勝監訳, 篠崎人理, 高橋誠一訳(2012)『バリデーション：認知症の人との超コミュニケーション法』筒井書房, p67
14) 本田美和子, イヴ・ジネスト, ロゼット・マレスコッティ(2014)『ユマニチュード入門』医学書院, p40-83
15) Naomi Feil 前掲書 p5-8, p53-74
16) 本田美和子ほか前掲書 p40-83
17) Naomi Feil 前掲書 p5-8, p53-74
18) タクティールケア普及を考える会編著(2014)『タクティールケア入門 第３版』日経BPマーケティング, p7-11, p36-52
19) 本田美和子ほか前掲書 p40-83
20) 鷲田清一(2006)『「聴く」ことの力：臨床哲学試論』阪急コミュニケーションズ, p176
21) Naomi Feil 前掲書 p5-8, p53-74
22) 本田美和子ほか前掲書 p40-83
23) Burgio LD, Buter FR, Roth DL, et al. (2000), "Agitation in nursing home residents: The role of gender and social context", *Int psychogeroatr* 12 (4), 495-511
24) Cohen-Mansfield J, Wener P, Max MS (1992), "The social environment of the agitated nursing home resident", *Int J Geriatr Psychiatry* 7, 789-798
25) 伊東美緒前掲誌
26) 日本医師会・四病院団体協議会. 医療提供体制のあり方 日本医師会・四病院団体協議会合同提言. 2013年8月8日
 (http://www.mhlw.go.jp/file/05-Shingikai-12601000-Seisakutoukatsukan-Sanjikanshitsu_Shakaihoshoutantou/0000015541.pdf) ［アクセス：2017年4月1日］
27) 江口成美, 出口真弓(2015)第5回 日本の医療に関する意識調査日医総研ワーキングペーパー. 331
 (http://www.jmari.med.or.jp/research/research/wr_568.html) ［アクセス：2017年4月1日］

Chapter 2

各介護保険サービスにおける認知症ケア

Section 1　通所系・訪問系サービスにおける認知症ケア

通所系・訪問系サービスの特徴と、それらのサービスを認知症の人が受ける際によく起きる課題への対応法について解説します。

Section 2　入所施設における認知症ケア

入所施設ならではの課題を明らかにします。そのうえで、規模別に施設の特徴を整理し、それぞれが抱える課題への対応法について解説します。

Section 3　療養型病院における認知症ケア

療養型病院での認知症ケアの課題を、医療依存度の点から考えます。また、そこで働くスタッフの葛藤や、倫理的な側面からのケアの選択について解説します。

Section 4　急性期病院における認知症ケア

急性期病院における認知症ケアの重要性が増してきている現状を整理し、そこで働くスタッフが果たすべき役割についてふれます。

Chapter 2
Section ❶ 通所系・訪問系サービスにおける認知症ケア

1 自宅から通いながら利用する通所系サービス

ケアのポイント

 通所系のサービスを利用することによって、自宅にこもらない生活が可能になる。

 非日常的な時間を持つことができ、家族も介護から解放される時間を確保できる。

 認知症の人の性格によっては、慣れない集団に入ることを嫌がる人もいる。

＊通所系サービスのメリット

通所系のサービスは、自宅で生活しながら、日中のみ施設サービスを利用するものです。通所系の事業所には、「日常生活の支援」「リハビリテーション」「予防」など、目的に合わせて異なる名称がつけられています。

通所系のサービスを利用することによって、自宅にこもらない生活が可能になります。独居の場合、自宅のみで過ごしていると、誰かと話をする機会がほとんどありません。夫婦や親族と同居している場合でも、認知症の進行とともに狭い空間の中ではお互いに苛立ちが募るようになります。

認知症の人が、通所系の事業所に出かけていくことの最大のメリットは、非日常的な時間を持つことができ、家族も介護から解放される時間を確保することができる（CASE 14）ということです。

通所系の事業所では、選択したサービスによって、入浴、昼食、リハビリテーション、余暇活動（アクティビティ）などを実施することができ、認知症の人にとっては、さまざまな生活の楽しみを体験することができます。

ただし、認知症の人の性格によっては、慣れない集団に入ることを嫌がる人もいます。次項では、そのことについてふれます。

サービス利用で家族にもゆとりが生まれる

　Nさんは三世代で同居しています。息子夫婦は、フルタイムの仕事を持っており、2人の孫は大学生で、ほとんど家にいないため、Nさんの世話は主に妻が担っています。

　Nさんはアルツハイマー型認知症で、トイレに行くと何度も水を流したり、トイレットペーパーを全部引き出し、トイレに流して詰まらせるなどしてしまうため、いつも妻がNさんを見ていないといけません。「お父さん、もう水は流したから！」「紙はそれくらいでいいでしょ！」と何度も声をかけざるを得ないので、Nさんもイライラして、「うるさいよ、おまえは！」と怒鳴ります。妻は、怒鳴られると怖いと感じていましたが、息子夫婦の手前、水やトイレットペーパーの無駄遣い、トイレが詰まったときの修理代が増えないように、注意するのが自分の役割だと思っている様子でした。

　毎日このやりとりが続くなかで、互いのストレスは高まっていきました。そして、Nさんが拳を振り上げるようなそぶりを見せたときに、妻は限界を感じて、息子夫婦に相談しました。息子夫婦はかかりつけ医に相談し、介護保険の申請をしてデイサービスを使うことを提案されました。申請から実際に利用するまでには3か月かかり、息子夫婦は「お母さん、早く言ってくれればもっと早く使えたのに！」と言うのですが、妻にとってはそのようなサービスがあることもわからず、自分が頑張るしかないと思うしかなかったのです。

　デイサービスを週3回使えることになりました。初めは行きたがらなかったNさんも、小規模のデイサービスでスタッフがよく声をかけてくれるので、機嫌よく出かけるようになりました。

　すると、妻も「週に3日も自分一人の時間をもらえて、すごくほっとする。カタンって音がするたびに、今度は何⁉って飛び起きなきゃいけなかったのが、本当に安心してお昼寝したり、散歩したりできるようになりました。デイに行った日は、本人も機嫌いいですし、私も気持ちにゆとりがあるから、言い合いになることが減るんです」と話してくれました。

Chapter 2
Section ❶ 通所系・訪問系サービスにおける認知症ケア

② サービス利用を嫌がる気持ちを理解する

ケアのポイント

- 環境が変わることは、認知症の人にはストレスの要因となりうる。
- サービスを利用する認知症の人の立場からストレスの要因を探る。
- ストレスの要因をもとに、日々のスケジュール、動き方、声の出し方などを見直してみる。

＊認知症の人は何を嫌がっているのか

　通所系サービスを利用し始めたころは、慣れ親しんだ自宅から離れ、知らない場所、知らない集団に入っていくことに抵抗を感じやすく、サービスを利用することに対して拒否的な反応を示す認知症の人がいます。実際に、大声を出したり、家に帰りたがったりする人は、少なくありません。

　　デイサービスに行っても、とにかく帰りたがる。大声を出す。
　　職員の対応も変で、「もう来ないで欲しい」「対応できない」などと言われ、利用拒否される。
　　狭いところに人がギューギュー詰め、あまりにやかましく、私の方ががっかりした。父の気持ちももっともだ[1]。　　　　　　（改行は筆者）

　これは、認知症の人を介護した家族の手記です。いったい何がこのような反応を引き起こしているのでしょうか。

＊ストレスの原因を考える

　たとえば施設全体が業務スケジュールを確実にこなす雰囲気になっている場合、てきぱきとした動作から業務上の音が生じやすく、職員の業務確認の声も大きくなりがちです。

　また、入浴ケアや昼食準備、アクティビティなどのプログラムを、次々とこなさなければならない事業所では、職員が業務に追われてバタバタと動き回り、落ち着かない雰囲気をつくりだしていることがあります。

　業務に追われて気持ちの余裕がなくなると、「お風呂に入りましょう」という声かけが強い口調になったり、誘導しようとして相手の腕を持つ手に力が入ったり、車イスを押すスピードが速くなりがちです。

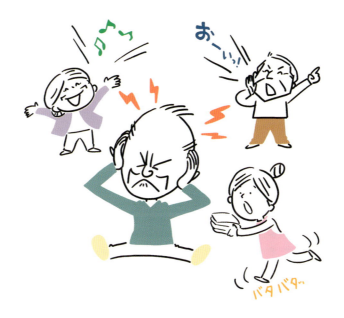

　大きな声や音、バタバタと動く落ち着かない雰囲気——これらは、認知症によって混乱しやすい状況にある人にとって、ストレスの原因となります。そして、ストレスのかかる環境に長時間滞在すれば、帰りたい気持ちになることは十分理解できます。あるいは、勢いのあるケアによって、認知症の人は不安や恐怖を感じて、「風呂には入らない！」と叫んだり、手足をばたつかせたりして、拒否するようになるのかもしれません。

職員の意識が業務に集中しすぎていないか、業務に追われて忙しそうに動いていないか、不快な音をつくりだしていないか……など、サービスを利用する人の立場で考え、一日のスケジュールや動き方、声の出し方などを見直すことも大切です。

＊自由に動けないことによるストレス

一方で、デイサービスでゆっくり過ごしすぎて、自宅に帰ってから活動的になってしまう、という家族からの意見もあります。

通所系サービスのなかには、転倒予防を重視しすぎて、「トイレ以外は座って過ごす」ことを強いる事業所が少なくありません。

自宅では草むしりをしているような人が、通所系サービスの利用中に座って過ごすことによって、自宅で過ごすよりも活動量が低下しているという現実を見直す必要があります。

とくにアルツハイマー型認知症の場合は、特徴的な症状として落ち着きのなさがあげられ、じっと座っていることが難しい人がいます。じっと座っているのが難しいのに、「座っていてくださいね」と繰り返し声をかけられるのですから、動きたい衝動を抑えつづけなければなりません。

そのため苛立ちが募り、結果として「家に帰る！」と叫びだすような行動・心理症状（BPSD）に移行することがあります。

認知症の診断を受けると、自宅でも一人で外に出かけないように言われます。介護する家族は家事や介護に追われていますから、一緒に出かける余裕は、あまりありません。

だからこそ、通所系サービスを利用し始めたのに、施設でも動くことが許されない環境であれば、自宅に帰ったときに不安定になります。

認知症の人が動き回れる空間、時間を確保することも大切です（CASE 15）。

散歩プログラムで自由な時間を確保する

　あるデイサービスで「寄り道散歩プログラム」を実施したときのことです。週2回、同じ曜日の同じ時間に、デイサービスから500m以内にある公園や自治会館まで、同じコースを通って散歩に行くもので、職員1人とボランティア2～3人が、8人ほどの認知症の人に付き添って出かけました。

　プログラムの初日には、必ず何人かの方が「出ていいの？　本当に出ていいの？」と何度も聞いてきました。利用者にとってデイサービスは、「一度入ったら帰りの時間まで外に出てはならないところ」と認識されるほど、多くのデイサービスは外に出られない施設になっています。

　実際に公園まで歩いてみると、利用者どうしが段差を見て「そこは気をつけたほうがいい」と声をかけあったり、花や鳥を見て会話をしながら「やっぱり外はいいねぇ」と楽しそうに歩いていました。

　アルツハイマー型認知症の初期の男性3人と一緒に歩いていたときのことです。Aさんは「こうして歩くチャンスがもっとほしい」と言いました。「家では外に出ないのですか？」と聞くと、「家でもデイサービスでも、危ないから外には出るなっていうんです。歩くことだけは元気なのにね」と答えます。

　すると、Bさんが「こうやって外を歩いてみると、歩けなくなっているのがわかるよね。家やデイサービスの中だけなら、まだまだ元気だと思うけど、散歩の帰りはけっこうきつい。筋肉がだめになっている」と言い、Cさんは「ぼくら歩くのだけは、あんまり考えなくてもできるから、もっと歩きたい。誰かが付き添ってくれれば、帰れない怖さもないし、気が晴れる」と話しました。施設ではほとんど話をしない男性たちが、あまりに饒舌に話すので驚きました。それだけ外で歩くことを切望されているのだと思います。

　小規模施設はもちろん、ある程度の規模の施設であっても、閉ざされた空間の中で一日中過ごすことは、身体機能が保たれている人にとっては、とくにつらいことかもしれません。ボランティアの力などを借りて、もっと外に出かけられる施設が増えることを願います。

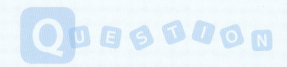

> サービス利用拒否

通所系サービスの利用を開始するときに、
強く拒否をする人がいて対応に困ります。
拒否する人に来てもらうには
どう対応するのがよいのでしょうか？

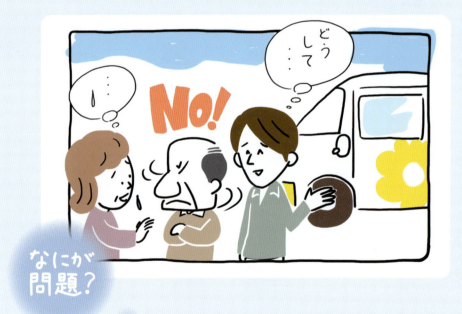

なにが問題？

 サービス利用を強く拒否する人がいる。

 何が原因で拒否しているのかわからず、
対応策が考えつかない。

ANSWER

　毎日、自宅で過ごしていたのに、突然、送迎車に乗せられ施設に出かけ、集団生活を強いられるのですから、拒否的になるのは無理もありません。

　とくに認知症の人は、送迎車で迎えに来た人が誰なのか、どこに連れていかれるのか、施設に到着しても、ここがどこなのか、なぜ自分がここにいるのかが理解できず、強い不安を抱きやすい状況にあります。

　家族や職員が、何度も「週に2回ここに通いましょう。お昼ご飯を食べて、お風呂に入って、みんなで楽しんで、夕方また家にお送りしますからね」と説明しても、言語による説明は記憶に残りにくいため、「私は帰らなければならない！」と繰り返します。

　このようにほとんどの人は、初めは利用を嫌がるものだと思ったほうがよいと思います。嫌がる時期には、できる限り同じ職員が迎えに行く、初回利用時はすでに顔を知っている介護支援専門員（ケアマネジャー）が顔を出すなどの工夫をするとよいでしょう。これは「なじみの人間関係（仲間）」を重視したケアです[2]。認知症になると、他者との関係性を築くときに"心の距離"が何よりも優先されます。まったくの他人であっても、顔なじみになり、この人はよい人だと認識すると、以前から知っている人のように認識が変わる現象があります。この現象を活用して、同じ人が何度も顔を見せ、笑顔で話しかけ、「試しに出かけてみましょう」と誘うことで、徐々に知り合いのところに出かける感覚に近づけていくのです。

　嫌がりながらもサービスを利用してくれた場合、送迎時に必ず、「来てくださってうれしかったです。ぜひまた来てくださいね」などと、職員が喜んでいることを伝えるようにしましょう。自分が存在することを誰かが喜んでくれることを、うれしく思う高齢者は少なくありません。

　うれしいという感情は、「感情記憶」として残りやすくなりますので、次回お迎えに行ったときの抵抗が少なくなることが期待できます。

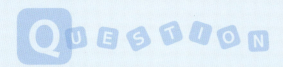

サービス利用拒否

職人として長年勤めてきた男性が、
施設に見学に来ました。
しかし、女性が多いことを嫌がって
なかなかサービス利用につなげられません。
どのように誘うとよいでしょうか？

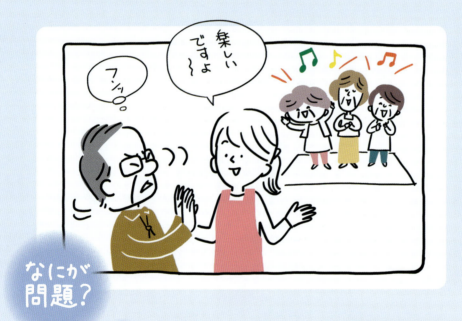

なにが問題？

 男性の利用者が、女性の多いサービスへの参加を嫌がる。

 サービスに対して「高齢者が集まって幼稚なことをする」というイメージをもたれている。

ANSWER

　通所系サービスは、利用者における女性の比率が高くなりがちです。女性が多い集団では、女性どうしならば、比較的すんなりとなじんで、会話や歌などのレクリエーションを楽しむことができますが、男性はそうはいきません。せっかく見学に来ても、「女ばかりのところには行きたくない」「チーチー、パッパなんてしたくない」などと、その集団に入ることを嫌がる人が少なくありません。

　男性が、通所系サービスを利用しやすくするためには、**明確な目的をもてるようなアクティビティを用意する**とよいでしょう。たとえば、パソコン（作図、ゲームなど）を使える環境を整えたり、ボランティアを募って、英会話や将棋、麻雀の会を開催したりするなどが考えられます。男性がサービスに出かける際に、「パソコンを習いに行ってくる」「麻雀しにいってくる」などと目的を家族に伝えやすくする環境をつくることがポイントです。

　あまり話をしない男性のなかには、女性たちの笑い声や話し声が絶えず聞こえてくることを嫌がる人もいます。パソコンや将棋などを行うスペースは、集団から離れた、静かなところに設置するとよいでしょう。

　一方で、**認知症がある程度進行した状態で、サービス利用を開始する男性の場合は、将棋やマージャンなど、手順やルールを把握しなければならないアクティビティには関心を示さないことがあります**。

　このような場合には、何かをすることにこだわらなくてもよいかもしれません。サービスを利用する際に、仕事用のかばんを持ってきてもらうようお願いしたところ、スムーズに送迎車に乗ってくれるようになった方もいます（仕事に出かける気持ちになったのでしょう）。

　出かける目的はさまざまです。本人が出かけたいと感じられるようなしかけを探ることが重要です。

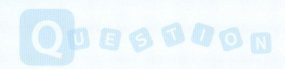

<やくそくごと>帰宅願望</やくそくごと>

デイサービスに来ても、滞在中はずっと
「うちに帰る！」と言いながら出ていこうとします。
ほかの利用者のお世話もあるので、
何度も散歩に付き合うことはできません。
どう対応するのがよいのでしょうか？

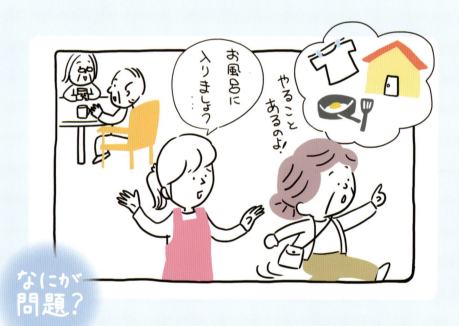

なにが問題？

❀ 認知症の人が長時間いたくないと感じる環境である。

❀ ほかの利用者もいるため、スタッフの人数も十分でない現状では、一人のために何度も散歩に付き合うなどの対応がとれない。

ANSWER

　これは帰宅願望と呼ばれる症状で、その理由はさまざまです。たとえば、次のような理由が考えられます。

①「集団の中で過ごすことが苦手」

　もともと一人もしくは夫婦など少ない人数で静かに過ごしていた人、とくに近隣の方々とのお付き合いをしてこなかった人は、集団に入っていく段階で、居心地の悪さを感じてしまいがちです。

②「命令されつづける環境が嫌」

　多くの通所施設では、施設到着後のおおよそのスケジュールが決まっています。「いまは風呂に入りたくない」と言う認知症の人に、「いま入ると気持ちいいですよ～！」とやさしく声をかけたとしても、そこにスケジュールを強制するニュアンスを感じてしまう人は、少なくありません。

③「家のことが気になる」

　それまで忙しく過ごしてきた人の場合、施設に行っても、掃除、洗濯、料理、仕事などをしなければと感じています。そういう人は、「ここ（施設）でのんびりしている暇はない！」という思いにかられることがあるようです。

　帰宅願望が見られた場合、まずは **選択肢を増やしてみる** ことです。

　たとえば、集団が苦手な人のために、集団から離れた場所でパソコンやテレビを用いてゲームをしたり、新聞を読んだりする空間をつくる。あるいは、午前中に入浴を断られたときのために、午後にも対応できるようにスケジュールを変える、などが考えられます。

　また、ボランティアへの依頼が上手な施設では、さまざまなボランティアを活用し、利用者が選べるアクティビティのメニュー（編み物、絵手紙、体操、将棋など）を増やしています。

　「スケジュールを決めて、職員が管理する」という従来どおりのケアではなく、ボランティアを含めた柔軟なケアの提供法を考える必要があります。

Chapter 2
Section ❶ 通所系・訪問系サービスにおける認知症ケア

③ 地域での生活を支える訪問系サービス

ケアのポイント

🌸 訪問系サービスは、認知症の人が地域で生活を続けるうえで、欠かせない。

🌸 認知症の人や家族のいちばん近くに寄り添い、本人や家族の気持ちを把握し、代弁する。

＊訪問系サービスの役割

　昨今の地域包括ケアの考え方にのっとると、訪問系サービス、通所サービス、そして地域のさまざまな施設や病院が、互いにつながって、ケアを進めていくことが欠かせません。なかでも、認知症の人が地域での生活を継続していくためには、訪問看護や訪問介護、訪問リハビリテーションなど、さまざまな訪問系のサービスを活用することがあります。

　地域での生活を継続するうえで、訪問系のサービスが果たすべき役割とは、認知症の人や家族にいちばん近くで寄り添い、本人や家族の気持ちを把握し、代弁することです（CASE 16）。

　訪問系サービスは、本人、家族、専門職、民生委員などからの相談を受け、介護支援専門員（ケアマネジャー）が要介護度に合わせて利用回数と内容を提案し、サービス利用が始まります。

　依頼を受けた訪問スタッフは、自宅を訪問して、本人の健康状態や日常生活活動、家族の介護の様子など、毎日の生活を継続するための課題をアセスメントするために必要な情報を収集します。直接本人からだけでなく、別居家族やほかのサービス利用時の様子、かかりつけ医など、さまざまな場面から情報を得ることができます。

また、散歩や家事など、一緒に行動をしながら様子を見ることで、課題が把握でき、ほかのサービス利用の提言にもつなぐことができます。

＊訪問系サービスの課題

訪問系サービスについては独居だったり、家族がいても本人が「自分が認知症であること」を認めていなかったりなどの理由で、多くの場合、本人の了解が得られていない、というのが実情です。このようなときには、まず「訪問することを本人に受け入れてもらうこと」が課題になります。

ぶつかる意見を調整する訪問看護師

Oさんは80歳代後半の男性で、70歳代初期に発症した脳梗塞による右片麻痺があります。これまでできるだけ動こうと頑張ってきましたが、最近、食事・水分の摂取量が減り、活動量も低下しました。

かかりつけ医は、食事が食べられないなら、点滴や経管栄養を試すべきだと家族に説明しましたが、本人は「嫌だ」と言います。近くに住む娘は、「元気になるなら点滴や経管栄養をしたい」と言い、妻は「十分生きたから、もうこれ以上大変なことはしなくていい」と意見がまとまりませんでした。

5年以上この家を担当している訪問看護師は、多くの課題を二人で乗り越えてきたOさんと妻の、病院や施設には世話にならず、自然に最期を迎えたいという気持ちと、少しでも長生きしてほしいと願う娘の気持ちの両方を汲み、すぐには方針が決めませんでした。

そこで、訪問する際にできるだけ娘にも同席してもらい、清拭や入浴介助、食事準備・介助などのやり方を伝え、一緒に行いました。

それらを経験することで娘は、母のこれまでの苦労と、ケアを受ける父のつらい思いとを理解しました。そして、経管栄養は行わず、本人の好きなものを食べてもらい、家庭での介護がいよいよ難しくなった場合には、施設利用を考えるという方針で一致しました。

Chapter 2
Section ❶ 通所系・訪問系サービスにおける認知症ケア

④ 訪問の基本は信頼関係を築くこと

ケアのポイント

 信頼関係づくりのための訪問から始める。

 本人が認知症を受け入れていない場合には、認知症についての話題から始めることは、かえって関係を壊してしまうおそれがある。

 会話のなかに、認知症の人が得意なことや、楽しかったころの話などを盛り込む。

＊拒絶覚悟での訪問スタート

　認知症の人が一人暮らしの場合、拒絶されることも覚悟のうえでの訪問となります。たとえばかかりつけ医からの、「薬の服用もできていないようなので、自宅の様子を見てきてほしい」という要望がきっかけとなり、訪問介護が始まったケースを考えてみましょう。このような場合、家族が近くに住んでいないことが多く、家族からの情報を得ることも困難です。

　したがって、本人に、家の中に受け入れてもらい、話をしたり、薬の管理、残薬などを見せてもらったり、実際に食事の様子などを把握することが必要になります。しかし、多くの場合、本人は、「自分は認知症ではない」と言って、他人が家に入ることを受け入れてくれません。そのため、まずは、信頼関係づくりのための訪問から始めなければなりません。

＊信頼関係をつくるための訪問

　本人が認知症ではないと思っているならば、認知症についての話題から始めることは、かえって関係を壊してしまうおそれがあります。血圧を測るとか、身体の様子を聞くなど、一般的な身体状態の話から入り、保健・医療・

福祉の専門職として認めてもらえるように、ケアを進めます（CASE 17）。

　日常生活状態を聞きだすためには、好きなものは何かとか、昨夜（あるいは難しそうなら、今朝）はどんなものを食べたのかといった、具体的な話から、食事状態を把握していくこともできます。会話のなかに、認知症の人が得意なことや、楽しかったころの話などを盛り込むと、本人が楽しく話ができ、訪問者を「頼りになる人」として受け入れてもらえるようになります。

　このような関係ができたら、徐々に、困っていることはないかとか、別居家族への思いなどを聞くことができます。ときどき訪問して、身体の様子をうかがったり、さまざまなサービスを説明することも可能になります。

声かけを続けることで、受け入れてもらう

　70歳代半ばのPさんは、一軒だけ孤立して建っている平屋で、長年一人暮らしをする男性です。民生委員からの連絡で、ほとんど食事を摂れておらず、ゴミだらけの部屋で生活していることがわかりました。成年後見制度を活用し介護保険を申請して、訪問介護サービスを利用できることになりました。

　ところが、訪問介護員（ヘルパー）が訪問しても、鍵をかけて出てきません。何度も呼びかけると「うるさい！」と叫ぶだけです。関係者で話し合って、安否確認を兼ねて玄関先で声をかけるだけでも訪問することにしました。最初の1か月は、週に2回、声をかけるだけで過ぎました。「すぐにお返事をしていただいて、ありがとうございます！」などと、ポジティブな内容の声かけを心がけました。やがて、窓から外をのぞくようになり、しばらくしてドアを開けてくれ、3か月ほどたって家に入れるようになりました。

　家に入れたときにヘルパーが心がけたことは、「すぐには業務を行わない」ということです。「家に入れてくださってありがとうございます。お手伝いできることがあったら言ってください」というだけで、断られれば何もしないという姿勢を崩さないことで、信頼関係が築けたようです。買い物と料理から始まり、いまでは片づけも少しずつ行うことができるようになりました。

Chapter 2
Section ❶ 通所系・訪問系サービスにおける認知症ケア

5 家族へのサポートが必要な場合

ケアのポイント

 訪問系サービスは、認知症の人だけでなくときに家族へのサポートが必要となる場合がある。

 家族の負担を増やさないように配慮しながら、さらなるサービス調整を行う必要があるため、介護支援専門員(ケアマネジャー。以下、ケアマネ)との協働が必要。

＊ケアに追い込まれる家族の想いに気づく

　訪問看護や訪問介護などの訪問系サービスは、要介護認定された本人だけでなく、一緒に生活する家族へのサポートも同時に検討していく立場にあります。家族は互いに影響を与え合って生活しているため、主な介護者に余裕がなくなれば、介護放棄や暴言・暴力などにつながるおそれがあるからです(CASE 18)。

　ただし、看護師や介護士などの専門職がいない間の家族のケアの仕方に不安を抱いたとしても、家族に対して助言や依頼を増やすことは逆効果につながる場合が少なくありません。介護家族のなかには、心身ともにギリギリの状態で介護している人がいます。そこに助言や、さらなる依頼をすると、家族は「まだ頑張りが不十分です」というレッテルを貼られたように感じて、落ち込んだり、苛立ったりすることがあります。

　落ち込みも苛立ちも、最終的には利用者へのケアに負の影響を与えるので、こうした事態は避けなければなりません。

　とくに家族に精神・身体疾患があり、家族が自分の生活そのものにすら困難感を抱いている場合には、家族の負担軽減を考慮した提案が求められます。

このような場合、ケアマネに、家族全体の生活状況を説明して、居住地域で使えるサービスがほかにないか、近隣住民や親族の協力は得られないか、家族自身が何らかのサービスを使える条件に当てはまらないかなどを検討します。

　家族自身が介護保険を申請して、サービスを使用できるようになったケースもあります。

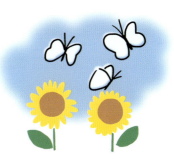

CASE 18
一人で介護を負担する夫をサポートし、介護疲れを未然に防ぐ

　脳梗塞の治療後、自宅で療養しているQさんは、夫の介護を受けて生活しています。発音は明瞭ではないものの、会話はできます。家事は全面的に夫が担い、訪問看護だけを利用していました。

　あるとき訪問看護師が全身観察すると、Qさんの手首や上腕、腰のあたりに青あざができていました。夫に話を聞いてみると、入浴介助のときに浴槽から出たがらず、引っ張り出すときにあざになってしまうとのことでした。

　あざができている位置は、入浴時につかむ場所や浴槽に当たる場所と一致していました。訪問看護師は、ホームヘルプサービスやデイサービスの利用を提案しましたが、受け入れてもらえません。そこで「お父さんの身体や心に余裕をあげるのも大事。Qさんにとっては、お父さんが頼り。お父さんが倒れたりしたら大変だから、お風呂だけは誰かに頼みましょうよ。そのほかはこれまでどおりお父さんが見てあげたらいいんですよ」と話しました。

　その説明で納得した夫は、デイサービスの利用を選択しました。「日中はゆっくりすることができるし、デイでお風呂に入ってくると自分が洗ってあげるよりもきれいになって帰ってくる」と喜んでおり、Qさんも「デイでお風呂に入るほうが安心だし、友達と話せるのがうれしい」と話していました。

Chapter 2
Section ❶ 通所系・訪問系サービスにおける認知症ケア

6 訪問介護員と訪問看護師、往診医の連携

ケアのポイント

 訪問介護員は、認知症の人が日常生活で抱える困難に気づきやすい立場にある。

 連携してケア方針を考えるためには、訪問介護員、訪問看護師、往診医が、対等に意見を言い合える関係性をつくることが重要。

＊多職種間で対等に話し合う関係の構築

　地域での生活を支えるためには、多職種が連携する必要があります。

　とくに訪問介護員は、生活ケア全般を担っているため、日常生活で認知症の人が抱えている困難を、把握しやすい立場にいます。訪問介護員は、問題を把握したら、そのことを訪問看護師に伝え、必要時には訪問看護師がそれを医師に伝え、生活ケアと医療ケアのバランスをとりながら、ケア方針を定めていく必要があります（CASE 19）。

　ただし、違う組織に勤務するさまざま職種が、うまく連携することは、容易ではありません。大規模な病院や急性期病院での経験が長い医師や看護師、あるいは規模の大きい入所施設に勤務してきた介護士と、往診医や訪問看護師、訪問介護員とでは、認知症の人が置かれている環境に対する評価や、よかれと思う方向性が異なる場合も少なくありません。

　また、必要時に情報を共有しながらケアの方針を定めてゆく過程で、発言力が強い、もしくは淡々と業務をこなすだけの姿勢の専門職がいると、なかなか連携はできなくなります。だからこそ、多職種間で対等に意見を言い合える関係性を築くことが重要なのです。

　ケア方針を決める際に、医師に対して介護スタッフや訪問看護師が、ある

冷蔵庫の食べ残しに気づき、栄養に関するケア方針を検討

　訪問介護員が、認知症の人の自宅を訪問したときのことです。その利用者は、配食サービスを活用しているのですが、冷蔵庫を開けてみると食べ残しが多く、栄養を摂れていない、また腐敗したものを食べている可能性があることに気がつきました。

　訪問介護員は、すぐに訪問看護師に連絡し、栄養状態および衛生状況について話し合いました。その際に、訪問介護員は「点滴などの管をつけたら自由に動けなくなる」という考えを、訪問看護師に伝えました。訪問看護師は主治医に連絡し、「点滴をつけると行動が制限されます。単発で経鼻経管栄養を実施することがあってもよいかもしれませんが、継続的に管を入れることは、生活の質を下げると思います」と伝えました。それを受けて医師は、今後は配食サービスを併用しながら、訪問介護・看護時に高カロリー高たんぱくの飲料を勧めて、様子を見ていくという方針に切り替えることにしました。

　いは看護師に対して介護スタッフが、意見を言いにくいという声をよく聞きます。CASE 19の例では、血液データをもとに「アルブミン値が低いため、経管栄養を用いる」というケア方針になる可能性もありました。しかし訪問介護員は、利用者本人の生活レベルでの懸念事項を訪問看護師に伝え、それを受けた訪問看護師は、医師に、本人の生活を描写しながら方針に対する意見を伝えて、起こりうる生活の変化をわかってもらう努力をしました。

　在宅診療を行っている医師のなかには、「在宅医療では、医師はあまり必要ないんだよね。薬の処方くらいでしょ」と言って、訪問看護師の話をうんうんと静かに聞く方がおられます。
　高齢者の生活は、自由で、バランスが取れていなくて当たり前。これが共通理解になれば、「医療的にこうすべし」と何が何でも医療が前面に出るという方針にならないのかもしれません。

Chapter 2
Section ❶ 通所系・訪問系サービスにおける認知症ケア

7 地域で生活しながらときどき活用するショートステイ

ケアのポイント

- 夜間のケアが必要な場合や、家族の介護負担軽減が必要な場合はショートステイを活用する。
- 初めは帰宅願望が見られる認知症の人であっても、定期的にショートステイを活用することで、徐々に環境やスタッフに慣れていくことができる。
- ショートステイに慣れてもらうためには、強制的ケアを減らし、「よい場所・人」というポジティブな感情記憶が残るようにする。

＊ショートステイの特徴

　通所系サービスや訪問系サービスの事業所の多くは、日中のみサービス提供しています。そのため、認知症の本人のために夜間のケアが必要と考えられる場合や、家族の介護負担が強く家族に夜間にゆっくり休息をとってもらう必要がある場合などには、定期的に介護施設に泊まることができるショートステイのサービスを活用します。ショートステイは、家族が冠婚葬祭などで不在にするため、夜間に認知症の人を誰かに看てもらう必要がある場合などに、単発で利用することもできます。

　デイサービスを利用している施設がショートステイを併設している場合には、同じところに通うことになるため、認知症の人が落ち着いて過ごしやすいといえます。ただし、いつもは夕方には帰るのに、いつまでたっても送迎車に乗せてもらえないため、「夕飯なんていりません。帰らないと家族が心配する」と言って帰ろうとする人は少なくありません（帰宅願望）。ショートステイが初めていく場所であれば、帰宅願望は強く出やすくなります。

＊少ない利用頻度で場になじんでもらう工夫

　初めは帰宅願望が見られる認知症の人であっても、定期的にショートステイを活用することで、徐々に環境やスタッフに慣れていくことができます。しかし、月に1回だったり、月数日程度の利用だったりした場合は、前に泊まったことを覚えていられず、毎回初めての環境と感じ、混乱を繰り返すことになります。

　ケアスタッフにとっても、頻回に利用する人についてはよく知っているので、情報収集にさほど時間をかける必要はなく、認知症の人とも「なじみの人間関係」を築きやすいといえます。しかし、たまにしか利用されない認知症の人は、来られるたびに状況が著しく変化していて、情報収集に時間がかかったり、前回編みだした効果的な対応方法が、次のときは逆効果になってしまったりと、対応の難しさを感じることが少なくないようです。

　ショートステイになじんでいない認知症の人に対しては、心地よさを感じてもらうことが重要です。認知症の人が落ち着きをなくす前に、本人の好きな録画番組を流したり、集中できる趣味や娯楽が見つからない場合には、足浴をしたり、蒸しタオルで首の後ろを温めるなど「心地よさ」を提供することによって、「ここはよい場所」という認識につながりやすくなります。

　「家族が心配するから帰ります」と訴える認知症の人に対して、「2日間泊まって、それから帰りましょう」などの言語による説明をする場面をよく見かけます。しかし、言語による説明は、認知症の人にとっては、記憶に残りにくい伝達方法です。さらに、何度も説明するうちに、ケアスタッフが徐々に苛立ち、強い口調になり「ここは嫌な場所」という認識を与えてしまいます。認知症の人に納得していただくためには、「よい感情記憶」を残すことが大切です。

＊嫌な印象を減らす工夫

　認知症の人が嫌な印象をもつ機会を減らすためには、強制的なケアを減らす必要があります。

　ショートステイでは、短い時間でありながら、強制的な誘導をしてしまいがちな場面（ルール）がたくさんあります。たとえば、次のようのものです。

- 夜、食事のときにはテーブルに着く
- 出された食事をできるだけ多く食べる
- 時間になったら自分のベッドに横になる
- 夜間は部屋から出てこない
- 朝はモーニングケアのときに起きて着替える
- 朝、食事のときにはテーブルに着く

　夜間は少ないスタッフでケアをするために、こうした場面（ルール）をすぐになくして、自由に過ごしてもらうことは難しいかもしれません。ほかの利用者への配慮として、自由に歩いてもらいにくいという理由もあるかもしれません。

　一度にすべての場面（ルール）をよくしようとするのではなく、これらの強制的な誘導をしやすい場面（ルール）のなかで自由に過ごしていただける項目を選びだして、少しずつでも強制的なケアを減らす努力をしましょう。

　たとえば、夕食を嫌がる場合に本人の好む食べ物を持参してもらい、夕食を無理強いする機会を減らすことが考えられます。経済的状況や家族の支援が得られない場合には、施設で提供するご飯を小さいおにぎりにするなど、歩きながらでも口に含むことのできる形態として、本人に渡すことで、「席に着く」ことを強制する機会を減らすことができます。

　また、Chapter 1で述べたように、「心地よさ」を提供するケアを活用したり、ケアの際に目を合わせて笑顔で話しかけるなどの基本的なケア技法を活用して、「よい感情記憶」を残すことを意識してください。

　CASE20では、ショートステイの利用中に帰りたがる認知症の人に対して、食事の準備やイヴニングケア・モーニングケアなどの忙しい時間の合間に「心地よさ」を伝えるケアを笑顔で提供することで、「この人はいい人」という認識につながり、ケアへの拒否が減った例を紹介します。

よい感情記憶がサービスを受け入れるきっかけになる

　70歳、男性、アルツハイマー型認知症のRさんは、認知症症状が悪化して一人暮らしが難しくなったことから、半年前に息子夫婦と同居するようになりました。息子夫婦はまだ40歳代で、高校生と中学生の子どもを育てながら共働きをしています。「家族四人でおじいちゃんを見ていこう」と話し合って決定したものの、同居してみると、生活環境が一変したことから認知症症状はいっそう悪化。とくに息子に対する暴言が激しくなりました。「お前みたいなバカ息子がいるからワシの人生が台なしになった」などと一晩中罵り、外に出ていこうとするのを止めると「お前の指図なんか受けん！」と拳を振り上げることもありました。

　介護支援専門員（ケアマネジャー）は施設入所を勧め、妻や子どもも父を思い入所を希望していますが、息子は「半年程度で投げだすのは」と躊躇しています。そこで、施設入所を見据えたショートステイの活用を試すことになりました。しかし、利用するたびに「なんでこんなところに閉じ込められなきゃいけないんだ！」と一晩中叫び、家に戻ってからも「閉じ込められた」と騒ぎ立て、家族の負担を軽減しているとはいえない状況でした。

　Rさんにはこれといった趣味がなく、ショートステイのケアスタッフも対応に困っていました。しかし、3回目の来所時に、ぼーっとテレビニュースを見ているRさんに、「同じ姿勢だと肩が凝るでしょう、肩に温かいタオル乗せましょうか？」とタオルを見せながら笑顔で伝えたところ、嫌そうな表情を見せませんでした。襟を少しめくり、温かいタオルを首の後ろ側にあてると、「あ～、いいね～」と初めて肯定的な言葉を発します。数分温めてから、「気持ちいいでしょう。少しマッサージしましょうか？」と言うと初めて笑顔を見せました。痛みを感じさせないよう、緩めのマッサージをすると、気持ちよさそうにしています。そのあと、同じスタッフが夕食に誘うと、自ら席を移動して静かに食事を摂るようになりました。一連の対応で、Rさんに「よい感情記憶」が残ったのだと思われます。

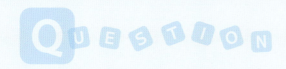

物盗られ妄想

訪問介護サービスの利用を開始するときに、
「普段は自分でやっているから、何もさわらないで」
と言われ、掃除や料理などの家事援助ができません。
どう対応するのがよいのでしょうか？

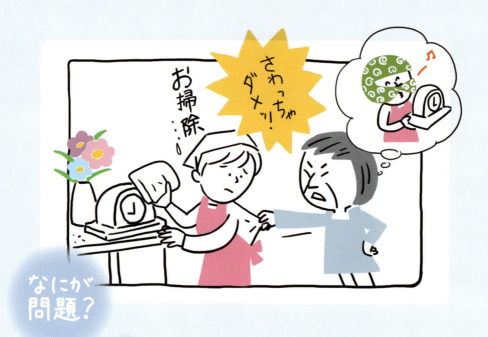

 信頼関係が築けておらず、訪問時に何もさわらせてくれない。
 ケアプランにある「片づけ」を実行することができない。

ANSWER

　本人が認知症で、訪問介護というサービスを理解できない場合、「知らない人がやってきて、自分の家の中を歩き回り、勝手にあれこれしようとする」と感じるのではないでしょうか？　たとえば、物が散乱している家では、介護支援専門員（ケアマネジャー。以下、ケアマネ）はケアプランに「室内の片づけ」項目を盛り込み、訪問介護員はなんとか片づけようと、「これはお使いになっていないようだから処分しましょうか？」などと声をかけます。「いつか使うかもしれない」から捨てないでためてきたのに、突然自宅に来るようになった人が物を処分しようとする姿を見て、認知症の人は「この人はうちから何かもっていこうとしているのでは？」と猜疑心を抱くようになります。だからこそ「何もさわらないで」と伝えるのでしょう。

　ケアプランにある「片づけ」という項目について、必ず実施しなければならないとプレッシャーを抱いている訪問介護員ほど、「片づけると気持ちいいですよ！」と頑張って繰り返し声をかけてしまいます。しかしこのような対応は、物盗られ妄想を引き起こすこともあるので注意が必要です。

　相手の自宅に入るということは、ケアスタッフのほうが侵入者です。認知症の人の暴言・暴力などの症状は、プライベートエリアに他者が侵入したときに起こりやすいといわれています[3]。

　認知機能が低下した人や、これまで他者とあまりかかわってこなかった人の自宅に訪問する場合には、関係性を築くのに時間がかかることがあります。無理にサービスを実施しようとせず、「今日はお元気そうで本当に安心しましたし、ゆっくりお話ができてうれしかったです」といったポジティブな声かけを心がけ、会話の内容をケアマネに報告することが大切です。

　少しでも会話を楽しめるようになったら、「一人では難しいことがあれば一緒にやりましょう」といった声かけをして、「勝手に物をさわられる」という印象を払拭するよう心がけましょう。

Chapter 2　Section 1　通所系・訪問系サービスにおける認知症ケア

実践の知恵 ❹　デイサービス・スタッフ

「自分は大切にされている」と感じられる環境をつくる

　ここで紹介する施設は、利用定員28人のデイサービスで、利用者の約7割に何らかの認知症症状があります。もともと、民家を改修した場所で小規模事業所として介護保険制度前から活動していたため、通常規模事業所へ移行した現在も、小規模事業所時代の雰囲気を大切にしています。ここでは、突然興奮する認知症の女性に対する取り組みを紹介します。

＊突然興奮するSさん。でも対応は個々の職員の力量に依存

　Sさんは、80歳代後半の女性で、息子と二人で生活をしています。
　利用当初は要支援1で、足の運びが悪く、移動時の転倒など、身体的な課題に注目していましたが、徐々に折り紙、おしぼり、ティッシュなどを持ち帰る収集癖が出現しました。そのことを確認する対応をしてしまったため、レクリエーションや何気ない場面で突然興奮し、ほかの利用者の前で尿取りパットを外し「裸にしなさいよ」「私のポケットを見なさいよ」などの暴言を発するようになりました。職員は、尿取りパットを外す行為や暴言をやめてもらうための対応をとっていましたが、職員間の対応に一貫性はなく、個々の力量に応じた場当たり的なものに留まっていたといえます。
　また、息子は、母親の認知症症状の進行に対してある程度理解しつつも、行動の変化を外部に知られたくない、教員をしていたころのイメージを尊重したいと思っているようで、介護支援専門員（ケアマネジャー。以下、ケアマネ）やデイサービスの生活相談員に対して、相談しに来られることはありませんでした。

＊統一した対応実現のためのカンファレンス開催

　この課題の分析と対応の統一化を図るため、ケースカンファレンスを開催

しました。カンファレンスでは、「他利用者とのトラブルに際し、職員の対応に、本人の尊厳を否定する声かけがあったのでは」「他利用者と関係性を築けず、疎外感を強く感じているのでは」「教員時代の思い出も関係しているのでは」という意見が出されました。

今後のかかわり方として、まず次の3つの目標を設定しました。
① 尊厳を大切にした声かけと対応を徹底する
② 元教職者としてのプライドを大切にする
③ 家族の思いを大切にする

これらを実現するために、具体的支援として、以下の5つを検討しました。
① 他利用者との関係を築きやすい場面を設定する
② 入浴や排泄時などは、本人が受容しやすい声かけや気持ちがよくなる環境をつくる
③ おしぼりやティッシュなどの収集癖はあるものとして考え、あとで息子に状況を伝えて、回収することで、たびたび衝突することを避ける
④ レクリエーションは、好きなものを選択できるよう選択肢をつくる
⑤ ケアマネとの連携をいっそう強め、息子が本音で事業所に相談しやすい環境を整備する

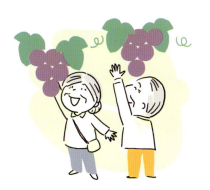

他利用者と関係がつくりやすいように、ぶどう狩りを開催。

このような取り組みを進めるなかで、本人が落ち着きを見せるなど、少しずつ変化が生まれています。事業所の利用人数や空間の広さの問題とするのではなく、個人をしっかり観察し、すべての利用者が「自分をいつも見て、考えてくれている。家族の次に自分を思ってくれている」と自然に感じ取れるかかわりを提供していきたいと考えています。

Chapter 2　Section 1　通所系・訪問系サービスにおける認知症ケア

実践の知恵 ❺　訪問介護員

会話を否定せず、笑顔で聞き、気持ちを受け止めて、信頼関係を築く

　当施設は介護保険制度以前から「住み慣れた地域で、自宅で暮らしつづけたい」との高齢者、家族の要望に応えて訪問介護を行う事業所です。2015年に20周年を迎えて、現在の利用登録80人、約1,100時間の支援を行っています。その支援ケースのなかから、夫婦ともに認知症の事例について紹介します。

＊夫婦で認知症。でも、ケアの導入には至らない

　夫80歳代後半（要介護1）、妻80歳代後半（要介護4）の夫婦です。夫婦ともに「最期を迎えるときまで自宅で生活をしたい」との希望が強く、夫婦で家事を分担し、娘が日曜日に自宅を訪問してできない部分を支援するというパターンで、在宅生活を継続してきました。

　しかし、徐々に妻の認知症症状が進行し、夫を不審者扱いして、「自宅に変な男がいる」「夕食の時間なので帰ってください、帰らないと人を呼びますよ」と言ったり、季節の判断ができずに洋服を何枚も重ね着する、炊飯器に直接コメだけ入れてご飯を炊こうとするなどの症状が増えました。

　困った夫は、娘にたびたび愚痴をこぼすようになったので、娘と介護支援専門員（ケアマネジャー。以下、ケアマネ）が訪問介護の導入支援を提案しました。しかし、妻の認知症症状の混乱期とも重なり、なかなかサービス導入には至りませんでした。

　その後、今度は買い物係である夫に、同じ物を何度も購入する、徘徊するなどの症状が出現するようになりました。娘も訪問時に認知症の両親との会話でイライラして興奮、精神的にも不安定になってしまいました。

　状況の悪化を心配したケアマネからの強い支援もあって、訪問介護の導入に至りました。

＊気持ちを受け止める関係づくりで信頼関係を築く

　現在、夫婦は、月〜土のほぼ毎日、調理、洗濯、掃除といった生活援助を中心に訪問介護の支援を利用しています。日曜日は、娘が自宅を訪問して支援することで、在宅生活を継続しています。夫も買い物係を継続中です。

　訪問介護を導入することで親子の間に距離を置くことができるようになりました。訪問介護員（ホームヘルパー。以下、ヘルパー）が娘やケアマネに、日々の情報を速やかに伝達することで、娘のストレス軽減や不安解消につながり、さらに夫婦の自立した生活継続も可能にしています。

　夫婦にとって、いま一番の敵は娘とケアマネであり、頼りになるのはヘルパーのようです。

　ヘルパーは、夫婦の会話や行動に対し、あえて否定せず笑顔で「うんうん」とうなずき了解し、気持ちを受け止めています。そのため、夫婦からヘルパーへの隠しごとはなく、信頼関係はとても良好です。

　よりよい関係が構築できた背景には、訪問介護の管理者が、導入時のアセスメントを徹底的に行ったうえでの人選をしたことなどが考えられます。

　逆に当初、訪問介護導入に至らなかった要因の一つに、娘やケアマネが夫婦のさまざまな失敗体験に対して、上から目線の指示やアドバイスをしていたことがあると思います。このような接し方は、夫婦のプライドを傷つけ、新たな支援に対する拒否反応を生んでいたものと推測されます。

　在宅は、施設と違い自分を100パーセント出せ、自己決定ができる場所です。これからも利用者の尊厳を大切にし、気持ちを汲み、在宅生活の継続を支援していきたいと考えています。

Chapter 2　Section 1　通所系・訪問系サービスにおける認知症ケア

実践の知恵 ❻　訪問看護師①

いつもの声かけ、笑顔で接して「いつも来るあの人か」と認識してもらう

＊認知症の人にとって、訪問看護師は日常生活の侵入者

　私が訪問看護師として、Uさんを訪問させていただくようになったきっかけは、Uさんが帯状疱疹になったことでした。

　Uさんは、身体にたくさんの水疱ができているにもかかわらず、「痛くないよ、何？　赤くなっているの？」と、まったくといっていいほど、病識もない状態でした。

　訪問して処置をすることも、Uさんにとってはとくに必要なことではなく、傷があることも忘れてしまいます。そのため、処置をした翌日に、薬をつけたガーゼや包帯が身体に残っていることは、ほとんどありませんでした。

　毎日の処置と内服で、傷はきれいになりましたが、自宅にこもりがちなUさんを心配し、訪問看護は継続されることになりました。

　傷がきれいになると、私たち訪問看護師は、Uさんにとってより必要のない存在になりました。おうかがいすると、「今日は何？　腰は痛いけど年相応。寝ているほうが楽。もう帰ってください。迷惑」と拒否されることもありました。Uさんが拒否するのは当然だと思います。自分の一番くつろげる空間に知らない人間が現れて、頼んでもいないのに、いろいろと世話を焼こうとするのですから。

＊いつもと同じ行動で「なじみの関係」をつくる

　そこで訪問時には、なるべく同じ声かけを、同じ目線で行うようにしました。笑顔で挨拶をして、お天気の話から始まり世間話。ときには自分自身の悩みを話して、アドバイスをいただきました。

　やがて「ご飯食べられましたか？」と尋ねると、「食欲だけはあるの」と冗談めかした笑顔を返してくれるようになりました。さらに、名前は覚えて

いなくても、顔や言葉のやりとりは何となく覚えてくれるようになりました。

　いつものパターンで挨拶をして、同じ雰囲気をつくること。いつもの挨拶で「あー、いつも来るあの人か」と感じてくれていればいいなあと思っています。そこから、なじみの関係も生まれ、訪問時のケアをスムーズに行うことにつながっていくのだと思います。

　もちろん、いつもの挨拶でおうかがいしても、まったく心が動かないこともあります。本人の体調が悪いときや、排便コントロールなどが上手くいっていないときなどは、不快な思いを不快と表現することができないため、「不機嫌」として現れることが多くあります。
　それでも、いつもの声かけや笑顔で接して、ダメなときにもあきらめず声かけや観察を続けます。
　嘘をついたり、誤魔化したりすることはしません。ただし、たとえば、シャワーを浴びたり更衣が必要なときには、直接「汚れているから取り替えましょう」とは言わずに、身体の痛いところや痒いところなどを見せていただいたり、擦ってあげタイミングをみて汚染しているところをきれいにするようにしています。本人の気まずさや嫌な気持ちを助長することなく、ケアできるよう考えて実践するよう心がけています。
　毎回うまくケアができるというわけではありません。また、これらの手法がすべての方にあてはまるということではないと思いますが、Uさんの笑顔を引き出せるようかかわりを続けています。

Chapter 2　Section 1　通所系・訪問系サービスにおける認知症ケア

実践の知恵 ❼　訪問看護師②

認知症の人と家族や医師との間の信頼関係を築くことの重要性を痛感

　本人とコミュニケーションがとれていた私たち訪問看護師が、本人や家族と医師との信頼関係を再構築することさえできていれば、まだしばらく自宅で過ごせたのにと、無念さが残る経験をしたことがあります。

＊腐ったご飯をきっかけに主治医への不信感を抱く

　地元に仕事がないので、家族を養うためにＴさんは、ほとんどの時間を大阪に出稼ぎに行って過ごしました。そのため息子の成長に、父親として直にかかわることができませんでした。奥様が65歳になったのをきっかけに、出稼ぎをやめて地元に帰り、地域の世話役をするようになりましたが、そのころになっても息子との折り合いは、うまくついていませんでした。

　認知症とみられる症状としては、ここ数年、薬の飲み忘れや飲み過ぎが増えていました。ただし、毎日同じことの繰り返しの日常生活に、不自由する様子はありませんでした。

　変形性膝関節症のため、押し車を押して、時間をかけて移動しながら、畑仕事もこなし、家の中の掃除もきちんとされていました。

　納得できないことは受け入れない性格で、ときに私たちのペースでケアが進まないことはありましたが、訪問すると、玄関には庭で育てた花が活けてあり、ホッとしたりもしました。

　米４合を炊いて、それを冷蔵庫に保管して１週間かけて食べるのがＴさんの生活スタイルでした。しかしある夏、冷蔵庫が壊れたことに気がつかずに、腐ったご飯をそのまま食べて、ひどい下痢をしました。それをきっかけに、「主治医が毒を盛った」と思い込み、主治医に対する不信感から、「先生の薬は、みなトイレに捨てる」と話すようになりました。そのことを主治医に報告すると、「では、飲まなくてもよい」と、薬はすべて中止されました。

Tさんが飲んでいたのは、血圧の薬と便秘薬でしたので、投薬中止後は、減塩の指導をし、水分と食物繊維の摂取量確保に努めました。収縮期血圧150mmHg程度に収まり、排便もほぼ毎日あるようになりました。

　ただし、Tさんと主治医との間に、信頼関係を再構築することはできませんでした。

＊信頼関係を再構築できなかったことの結果

　いつも間に入って緩衝役を務めていた奥様が、7年前に病気で亡くなってからは、息子と会えば必ず喧嘩になるという状態で、二人の間にも信頼関係は築けていませんでした。

　息子は、夜、Tさんが寝たころに様子を見に来て、ホームヘルパーや訪問看護師の記録を読んでノートに伝言を残して、必要なものなどをそろえて帰り、決して本人と直接話をしません。Tさんからも、息子の留守番電話に、「明日のデイは行かない」など、必要最小限のことを残すだけです。

　主治医に対する不信がさらに募り、Tさんは通所サービスも拒否するようになりました。その結果、身体の機能が日に日に弱り、ついに自宅での生活をあきらめて、介護施設へ入所することになりました。

　Tさんのケースでは、看護師として、患者あるいは家族とのコミュニケーションは十分にとれ、信頼も勝ち取っていたと自負しています。

　一方で、医師との信頼関係は、築けていたとはいえません。医師に患者の思いを伝えようと面会を求めても、十分に時間をとってもらえない状況で、患者の想いを伝えることは困難でした。そして、そんな医師に対する私たちの不満も、患者や家族に伝わってしまったのかもしれません。看護師として、医師とのうまい付き合い方を構築できなかったことが大きな反省点です。

実践の知恵 ❽　往診医①

訪問看護と訪問診療で尊厳をもった生活と安らかな最期を提供する

＊在宅医療で認知症の人をケアすることの意味

　在宅医療は「暮らしの場」の医療であって、提供場所は自宅に限りません。しかし、そこで提供される医療の質は、病院医療の疾病治癒を目指すものとは異なります。

　その在宅医療が下支えする地域包括ケアシステムには、「尊厳を持って生きる（暮らしの課題）」という要素と、「安らかに旅立つ（医療の課題）」という2つの要素があります。認知症を患った人にとっても、この本質は変わりません。

　本コラムでは、グループホームという場ではありますが、訪問看護と、訪問診療、そして個別性を重視したケアで、その2つの課題を達成しようと試みた事例をご紹介します。

　事例は、72歳の時に大腸がん手術をしたことのある84歳の独居の男性Bさん。81歳のときにアルツハイマー型認知症の診断でドネペジル服用開始。84歳になって、興奮と暴力が目立ち、その年の4月に当院を初診しました。初診時にBさんは「悔しくって仕方ない。昔うちの工場に勤めていた娘さんがけがをしたので助けてあげたら、それが売春禁止法にふれるっていうだろう……」と泣きながら語っていました。次から次へと話のテーマは展開し、興奮していました。

　ドネペジルをメマンチンに変更し、少量のリスペリドンと抑肝散を併用することで、4週間後には落ち着いていましたが、高度の便秘と両下肢の浮腫著明となって、総合病院入院。下大静脈ががんによって閉塞していて、余命1か月の宣告を受けたため、すぐに退院して、グループホームに入居しました（新設で入居者第1号）。

＊在宅医療が提供する「その人らしい生活」

入居のタイミングで、訪問看護・訪問診療を導入して緩和ケアを開始しました。

経営者であったBさんは、グループホームの管理者に経営の極意を諭し、好きな音楽を聴き、また、食事が入らなくなっても、大好物のブランドのアイスクリームを食べて、最期の2日間は、空いている居室に家族が何人も泊まり込み、永眠されました。その間、オピオイドの使用はありませんでした。

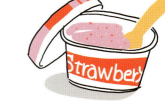

その家族からのお手紙です。

> （前略）当初、父の介護はBPSDに家族も不安になりつらい日々でしたが、看取りにあたり先生より「やりましょう」と声をかけていただき、本当にありがたく思いました。自分たちの都合しか考えられませんでしたが、そこにたどり着くまで本当は父自身が一番大変だったのでしょう。その後の生活は、グループホームでおしゃべりしたり、音楽を聴き、起きたいときに介助していただき、オイルマッサージを訪問看護師さんから教えていただき、大好きなアイスクリームを食べ、最期まで家族と自分らしい生活を送ることができました。訪問看護師さんからは「何か気になることがあったらいつでも連絡してくださいね。（中略）一緒にやりましょう」と温かい言葉を何度もかけていただいたこと、家族に寄り添っていただいたこと、本当に感謝の気持ちで一杯です。（後略）

このように、在宅医療は認知症を患った人とその家族にとっても、最期まで豊かなときを提供する一助を担うものです。

実践の知恵 ❾　往診医 ②

思いを尊重し、サポートする

＊遠のく受診と、あらわれる認知症の徴候

　85歳のＩさんは5歳上の奥様と結婚して、まだ家が一軒も建っていない土地に、住宅が初めてできたときに入居した、この辺りの歴史をよく知る数少ない人物です。子どもも独立して、悠々自適の余生が始まろうとした10年前、奥様に悪性リンパ腫が見つかり、それ以来、家事全般を引き受け、奥様の介護にあたってきました。

　2年前、大学病院からの奥様の紹介状を持って来院され、Ｉさんと私とのお付き合いが始まりました。奥様の主病は落ち着いたといいます。大学病院から薬が何種類も出ていましたが、年齢を考慮して、血圧の薬と便秘薬だけに減らして、様子を見ていくことにしました。

　半年もすると受診が遠のいてきました。Ｉさんは、自宅で奥様の血圧を測っていると言いますが、何度言っても、その記録は持ってきてもらえません。

　受診間隔があいていると言えば、「もう何年も前から薬を飲んでいるので余っているんですよ、ちゃんと毎日飲んでいます」と毎回同じ返事。

　奥様はＩさんが話すと否定も肯定もされませんでした。

　訪問看護を提案しましたが、「歩けるうちは通わせようと思う、自分がいないときに来られても困る」とＩさんに断られてしまいました。

＊意思を尊重して、見守る

　奥様が転んで、腰を打って動けないと連絡をいただき、往診したことをきっかけに、奥様への訪問看護と訪問診察を開始することになりました。「僕は健康そのものです、血圧の薬を飲んでいるだけですから」というＩさんも、そのときから一緒に診ることになりました。

　Ｉさんは、2種類の降圧薬をたくさん裸にして薬瓶に入れて、そのときの

調子で飲み分けていると言います。

「血圧は下げすぎちゃいけないというから調節している、だから薬が余るんです」と、薬は一向に減りません。

Ｉさんがつくる朝ご飯は、毎日里芋とわかめの味噌汁とご飯。

ほかのものは？と聞くと、「これが健康にいいっていうから」。

最近、奥様のリハビリのため通所リハビリが始まり、Ｉさんは「付き添いで」利用されています。ご飯を人一倍食べて、それでも不足そうなご主人に、奥様は自分の分も残して渡しています。

「奥様も少し家で仕事をしたほうがいいから、奥様に食事をつくってもらったら？」と勧めてみますが、「彼女には無理です、歳が歳だから」と聞き入れてもらえません。

確かに奥様は90歳、Ｉさんは85歳。ちなみに、改訂長谷川式簡易知能評価スケール（HDS-R）は、奥様が21点で、Ｉさんが16点でした。

「彼女が死ぬまで僕が面倒を看てあげないと、僕のほうが若いから」

この責任感が、少しはＩさんの認知症の進行を食い止めているのでしょうか。どう見ても、もう一度役割を替えたほうがいいように思えるのですが。

＊往診医としての役割

認知症は薬だけで治るわけではありません。本人に長くかかわる家族や施設スタッフの対応が大切であり、週に数分程度しかかかわらない医師には、その指導も困難です。医師にできることは、家族を指導する立場にある人を育て、その人が仕事しやすくすることではないでしょうか。

医師が家族から信頼を全面的に勝ち取ることは、必ずしもその目的にかなわない気がします。現在も、Ｉさんの思いを尊重して、それをサポートするスタッフを支えるように努めています。

実践の知恵 ⑩　訪問歯科医

認知症の人の想い・考えをもとに、ケアに協力的な態度を導く

＊協力的な態度のカギは、「快」の経験をしてもらうこと

　最近の高齢者は歯が多いため、口腔のケアは大変です。

　まず口を開けてもらう必要がありますが、認知症の人では、なかなか開口してくれないばかりか、担当者の指を咬もうとする方もいます。他人に口の中を見せる行為は嫌なものです。口を開ける必要性を理解できないために拒否しているのかもしれませんし、過去に嫌な思いをしたのかもしれません。

　そこで、ケアは気持ちいい、歯を磨くとすっきりするといった「快」の経験をしてもらい、協力的な態度を得られるように行います。基本は、いきなり口にふれるのではなく、手や肩からふれていきます。次に何を行うか声かけをしながら、徐々に顔や唇、口の中へと進み、磨きやすい歯の表側を清掃します。次第に口元が緩んできたところで歯の裏側を清掃します。

＊バイトブロックを用いない工夫

　実際には、バイトブロックなどを用いなければいけない場面がありますが、これは一種の抑制なので、できるだけ使用しない工夫を考えます。

　たとえば、アルツハイマー型認知症のCさん（女性）は、ケアに対して固く口を閉ざして、逃げだそうとします。白衣を着た歯科医師と歯科衛生士に対して、落ち着きがない様子で、じっとしていられません。私たちの隙をみては立ち上がろうとします。そこで、ひとまず立ってお話をすることにしました。すると今度は、「よーい、よーい、よいよいよい」というかけ声に手拍子と踊り（？）が始まりました。踊りながら部屋のドアに向かっているように感じたので、こちらに注意をひこうと話しかけたところ、何やらごにょごにょと独り言のような返事（？）が返ってくるだけです。

　？？が続きますが、このままでは逃げられてしまうと感じた私は、思わず

ドアの前に立ちました。が、ここからが問題です。とっさに思いついたのは、一緒に踊ることでした。踊りながら部屋の中へお誘いして、そのまま盆踊りのように部屋の中をぐるぐると回ります。Cさんも楽しそうです。

　しばらくすると落ち着かれたのか、またお話をすることができました。すると「砂浜で相撲、男には負けん、成績優秀、お父さん」という言葉が繰り返し出てきます。私は、Cさんは「お父さんに厳しく育てられて勉強ができ、男の子と相撲をとっても負けないくらい活発な女の子」だと想像しました。いまは、子どものころに戻っており、現在の環境に不安で落ち着きがない状態なのではと考えていると、また、そわそわとし始めました。

　このままでは、本来の目的である口腔のケアができません。そこで私はCさんを相撲に誘いました。はたして、彼女は男の私に負けまいと一生懸命に相撲をとってくれます。Cさんが疲れてくると、畳の上に寝かせ、子守歌を歌います。うとうとして口元が緩んだところで、ようやくケアを行うことができました。この間30分程ですが、介護で疲れ切ったCさんの娘さんが別室で休むことができたという予想外の効果もありました。

　また、ある男性は「医者の言うことはきく」との情報でしたが、担当歯科医の指示に従ってくれません。そこで担当に「白衣」を着て訪問させました。彼はスクラブを着ていましたが、男性は80歳代後半なので、この姿を医師と認識できていないと考えたのです。はたして男性は指示に従ってくれました。試しに白衣を脱ぐとだめで、もう一度白衣を着ると従ってくれます。

　このようにうまくいくケースもありますが、実際には認知症の人の感じていることを理解することは難しいものです。認知症の人は、口腔衛生への関心が低下し、義歯の管理ができなくなり、摂食嚥下にも問題を生じます。私たち歯科医療者は、問題を解決できないかもしれませんが、本人や家族の悩みをできるだけ軽減できるようにお手伝いしたいと思います。

本人の混乱・不安の原因を探し
動作を引きだしやすい環境を整える

＊認知症利用者に対する訪問リハビリテーション

　訪問リハビリテーション（以下、訪問リハ）は、実際の生活環境のなかで活動や社会参加を促し、介護負担の軽減につなげる自立支援サービスです。サービス提供にあたっては、
①日常生活動作（ADL）上でいまは何ができて、何ができないのか（課題抽出）
②どうすればできるようになるのか（解決策の提示）
③今後どうなっていくのか（予後予測）
を考えますが、そのための心身機能の評価や動作分析が重要となります。

　認知症の人の場合でも、この考え方に変わりはありません。ただし、認知症の人の評価や動作分析にあたっては、「本当にできないのか？　それともしようとしてないのか？」の見極めにしばしば困惑します。このとき大切なことは、利用者の思いを第一に考え、尊厳をもって接することです。

　たとえば、ご自宅を訪問したとき、利用者さんが右のように、眉間にしわを寄せて苦悩に満ちた険しい表情をされていたとします。何かに怒っているのか、いずれにせよ、イライラしていることは一目瞭然です。

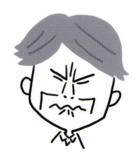

　イライラの要因の一つに、「あなたは誰？　何しに来たの？　私はこれからどうなるの？」など、本人が現状を理解できず、混乱していることが考えられます。これは、行動・心理症状（BPSD）の精神症状のなかの、妄想、幻覚、抑うつ気分、睡眠障害、不安、誤認などが影響して、攻撃、興奮につながっている状況と推測されます。

　このようなときには、しつこく話しかけず、穏やかな雰囲気を醸しだすような表情・口調で、まずは警戒心を解き、安心していただくことに傾注しま

す。困った表情であれば、本人の訴える言葉に耳を傾ける、落ち着いた幸せな表情であれば、本人がそのとき経験している世界に合わせる、などです。

　別の切り口ですが、ある片麻痺の人で麻痺側を壁にするようベッドの配置を変更したことがあります。これで疼痛のある部分をふれられる恐怖感を減少させました。その結果、大声や暴言、介護拒否が減少しました。

　言語によるコミュニケーションが難しい認知症の人へのリハビリテーションでは、その人の生活や動作を注意深く観察し、不快や痛みを誘発する状況を可能な限り減らしていくことが重要です。できる動作を引きだしやすい快適な空間・環境を整備し、運動療法などのリハビリテーションを実践します。同時に、家族などの介護者支援を行うことで、住み慣れた環境で、認知症の人が穏やかに、落ち着いて過ごせるようサポートしていきます（図）。

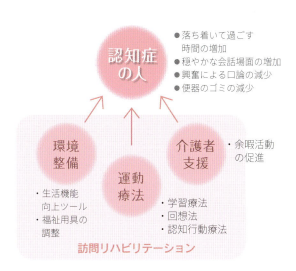

＊"動くスイッチ"を探す

　警戒心を解いて利用者の不安を軽減したとしても、思うように動いていただけないことは多々あります。そのときは、動く言葉、動く刺激など、"動くスイッチ"を探します。「今度、息子さんが来られるのですね」とお話しすると「そうだ、掃除をしないといけない」と言って、起きて、立ち上がります。「ボールを取ってくださいね」と転がすと、かがんで拾い上げてくれます。また、"動くスイッチ"の情報は、多職種で共有することも大切です。

Chapter 2
Section ❷ 入所施設における認知症ケア

1 入所施設ならではのケアの課題

ケアのポイント

- 🌸 施設ごとのスケジュールやルールは、ときに認知症の人に悪い影響を与えることがある。
- 🌸 いきなり全体のルールを変更しようとするのではなく、個別の事例を積み重ねて、全体を見直すという視点が大切。

＊ルールやスケジュールが認知症の人やスタッフを苦しめる？

　入所施設では、365日のほとんどをその組織のなかで過ごすことになります。自宅にいるときは日々自由に過ごしていたのに、施設に入所すると施設のスケジュールやルールに従わなければいけません。食事や入浴、レクリエーションなどに誘う場面で、認知症の人が混乱し、行動・心理症状（BPSD）のような症状を呈することがよく問題になりますが、施設のスケジュールやルールがその要因となる場合があります。

　施設の規模やそこで働くケアスタッフの価値観によって、ケアの方針は異なりますが、どのような施設でも、スケジュールやルールはあります。ただし、「スケジュールに合わせて当たり前」という態度でケアすると、入居者やときにはケアスタッフ自身も苦しくなります。

　入居者の個性は、人それぞれです。「日中は着替えるのがよい」「週2回は絶対に入浴するべき」「夜は21時に寝て、朝6時には起きるのがよい」という「対人援助職」として学んできたことを、すべての入居者に型どおりに押しつけるのではなく、入居者の反応に合わせて、対応や方法を変えていける体制づくりが求められます。

＊個別の事例の積み重ねから始める

　ただし、組織全体のやり方を一度に変えることは現実的に困難です。入居施設におけるケアは、一人のケアスタッフが一人の利用者に接するという、単純な一対一の関係で考えられるものではないからです。ほかのケアスタッフの目や、ほかの利用者の反応までをも含めて、とても複雑な多対多の関係性のなかで、ケアの方針を決定しなければいけません。そこでまずは、現在行っているケアに、拒否的な態度をとっている入居者を対象として、なぜ嫌がっているのかをアセスメントしながら、現行のルールの枠を超えて個別に対応することの可能性を探ってみてはいかがでしょうか（CASE 21）。

　「一人だけ特別扱いでよいのですか？」と言うケアスタッフもいるでしょう。しかし、何もしないのでは、問題は解決されません。全体が無理なら、まず個別の事例ごとに対応を考え、実践することを繰り返すことで、徐々に施設全体の方針の改良につながると考えてみてはいかがでしょうか。

おしゃれ好きなDさんに合わせたルールを検討

　その施設には寝たきりの人が多く、一日中寝間着で過ごし、入浴のときだけ着替えるという習慣がありました。以前はおしゃれに気を遣って生活していたDさんは、生活にメリハリが感じられないからか、食事以外は自分のベッドで過ごし、家族や親族が会いに来ると「こんな格好で恥ずかしい」と話します。何人かのケアスタッフは、着替えさせてあげたいと思っているのですが、施設全体で着替えとなると、人手が足りず実現できないことにジレンマを抱いています。

　たしかに急に入居者全員に着替えていただくように方針を変えることは難しいでしょう。一方で、全員がこのルールに不満を持っているわけでもありません。まずは寝間着で一日過ごすことでふさぎ込んでいるDさんが、できるだけ着替えられるように、スケジュールやケアの流れを調整できないか探ることから始めることが大切だと思います。

Chapter 2
Section ❷ 入所施設における認知症ケア

② 大規模・中規模施設への入所

 規模の大きい施設でも「ケアユニット」を設けることで、「なじみの仲間」を築く場面をつくることができる。

 小規模施設に比べ、スケジュールやルールの自由度が低い。ルールの変更は、いきなり全体ではなく、個別事例の対応から全体へという意識で行う。

＊**大規模・中規模施設の特徴を活かした工夫**

　特別養護老人ホーム、介護老人保健施設、有料老人ホーム、サービス付き高齢者向け住宅などには、入居者が30〜50人ほどの中規模から、100人を超える大規模の施設もあります。

　規模の大きい施設では、一日のスケジュールや業務・ケアの担当者をしっかりと確定していかなければ、仕事がしにくくなります。ケアスタッフの数が多い分、スケジュールの自由度が低く、ケアによってはせわしくなったり、流れ作業のようになったりしやすい環境といえます。

　また、スペースが広い分、少し離れたところにいる職員との業務確認の声が大きくなりやすく、利用者にとって雑音が多いという課題もあります。

　雑音が多く、スタッフの動きが速く、急かすように食事や入浴に誘導するケアが、認知症の人の行動・心理症状（BPSD）を引き起こす要因になっている可能性について、常に意識する必要があります。

　近年、大規模・中規模施設のなかに、施設の新築時や大規模な改築の際に、一つのフロアを分割するような設計して、日々のケアを小グループで運営するしくみ（ユニットケア）を導入する事例が増えてきました。工事などで

建物の物理的な環境を変えることができなくても、ケアスタッフをグループ担当制にして、ともに生活する仲間とケアスタッフを小グループ化することで、小規模施設のように、「なじみの仲間」をつくり、維持しようとする取り組みも見られます。

一方で、規模の大きさを活かしたケアの実践が可能だと考えさせられたケースもあります。筆者が視察したある介護施設では、広い施設内を、認知症の人が自由に歩けるスペースとして活用していました（CASE 22）。

一つのフロア内だったり、階段を使ってほかの階まで移動してよかったりと、入居者が自由に動ける範囲はさまざまですが、施設の規模が大きい分、自由に動ける範囲を広げることができるという選択肢を持っているといえます。

広いスペースを自由に歩けるエリアとして考える

入居者に、落ち着きがなく歩き回るアルツハイマー型認知症の人がいました。その施設では「できるだけ自由に動いてもらいたい」との考えから、歩き回る入居者を見ても、止めるのではなく、「しっかり動けることはいいことですね」と声をかけていました。

その対応について、フロアリーダー（介護主任）が、「一人の入居者に一人のケアスタッフが同行して外出するのは、人員不足で難しい。しかし、施設内を歩いてもらうのであれば、見つけやすく、事故も起こりにくいので、比較的安心」と教えてくれました。

なお、この施設では、「自由に歩いていただくことを重視しているからこそ転倒の可能性もある」ことを、入居時に家族に説明をするなどの対応を行っていました。

また、手すりの利用を促す、骨折を防ぐためのヒッププロテクタ（大腿の外側部にクッション材が入った下着）を着用するなど、転倒防止策や、骨折しにくい取り組みも同時になされていました。

Chapter 2
Section ❷ 入所施設における認知症ケア

③ 少人数で生活する場への入所

ケアの ポイント

 スタッフや入居者の関係が近いことを活かして、家庭的な雰囲気でのケアを実践する。

 人間関係の調整が難しいことや、ケアスタッフの負担が増大する可能性もあることを認識して、ケア方針の定期的な見直しが必要。

＊少人数の施設の特徴

　小規模多機能ホームやグループホームなど、少人数で生活する施設では、家庭的な雰囲気が重視されています（ただし、定員9人を1ユニットとして、1か所に複数のユニットを有する施設もあり、その場合は特別養護老人ホームなどのユニットケア［前項参照］と雰囲気があまり変わらないかもしれません）。

　少人数の施設では、個室に自分の持ち物を持ち込むことで、自宅の自室のような雰囲気を再現するだけでなく、料理や掃除などの家事を入居者と一緒に行い、生活リハビリを自然に行うことができます。雑音が少なく、スタッフや入居者どうしの関係が近く、個々の入居者に合わせた臨機応変な対応を行いやすいといえるでしょう。このようなケアを実施している施設は、比較的ケアスタッフの動きがゆっくりで、入居者を急かすことなく、穏やかな時間が流れているため、認知症ケアに適するといわれています。

＊定期的なケアの見直しで小規模ならではの課題を克服する

　一方で、規模が小さいからこその課題もあります。たとえば、人間関係がうまくいかないときに、ケアスタッフの配置転換などの対応策がとれず、追い詰められやすい状況にあります。

ケアスタッフの数が足りないため、外出の機会を十分に確保できない場合もあります。こうなると、施設規模が小さいゆえに、狭い空間に閉じ込められた状態になり、認知症の人が苛立ち、行動・心理症状（BPSD）につながるおそれもあります。さらには外に出たいという認知症の人とスタッフとのやりとりを、狭い空間で見ているほかの入居者も落ち着きをなくすという、悪循環に陥ってしまうこともあります。

これらの施設が提供する家庭的なケアは、比較的自立度の高い入居者の場合は、楽しみながら一緒に行うことができます。しかし、入居者の介護度が高くなると、ケアスタッフの負担が増大するという課題も生じます。

家庭的な環境のメリットとデメリットを、管理者やケアスタッフが認識し、いまの入居者に対して有効なケア方針なのか、ケアスタッフの負担を軽減する対策はないか、などを定期的に確認する必要があります（CASE 23）。

ボランティアの力を借りて「動く機会」を創出

多くのグループホームでは、料理も含めた家事全般を介護職員が担うため、人手が足りません。そのため、外に出たがる人がいても付き添って歩くことができず、鍵をかけて「待っていてね」と言いつづけるしかなく、いよいよ行動・心理症状（BPSD）が悪化するという悪循環に陥っていきます。

ある施設では、軽度のアルツハイマー型認知症の場合には、迷子にならないように一緒について歩いてくれる人がいることが大切と考えて、ボランティアグループに定期的な散歩を依頼してこの問題に対処していました。入居者がボランティアの人たちの顔を覚えるころには、その曜日を楽しみにされるようになりました。ボランティアの人たちも「グループホームに行くととても喜ばれるので、頼りにされてうれしい」と話していました。

認知症の人の特徴に合わせて、ボランティアの力も借りて、「できるだけ動ける」施設づくりが期待されます。

Chapter 2　Section 2　入所施設における認知症ケア

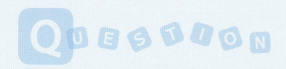

> 暴言・暴力

入浴や食事に誘うと、拒否されることが多く、
ときには暴言や暴力が生じる入居者がいます。
怖さを感じてしまうのですが、
どのように接すればよいのでしょうか？

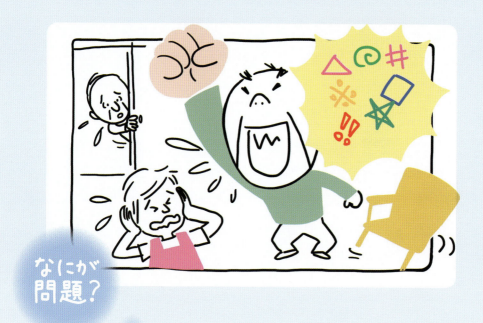

なにが問題？

 ケアをする際に、暴言やときに暴力が生じることがある。
 何かに怒っているようだが、その原因がわからない。

ANSWER

　怒鳴ったり、拳を振り上げたりといった暴言や暴力は、イライラが限界に達し、言葉による説明や態度で示すだけでは我慢できなくなったときに現れやすくなります。認知症になると、イライラの限界値（ストレスの閾値）が下がるため、怒りやすくなるともいわれます[4]。つまり、**入居者の暴言・暴力は、「彼らなりに我慢していることがある」ということを、まずは理解しましょう**。イライラの原因はさまざまですが、その原因をアセスメントし、解消するようにケアを進めることが重要です。

　ところで、何度も入居者の暴言や暴力に遭遇し怖さを感じると、ついその人を避けてしまうと思います。しかし**その態度自体も、暴言・暴力の遠因になっているおそれがあります**。避けられていると感じるようになった入居者は、目を見開いて職員の動きを見つづけます。しかしどんなに見ても、相手は自分を見てくれません。大きな声を出して呼んでも、来てくれません。孤独を感じ、イライラしてイスを蹴り、やっと来てくれたケアスタッフに拳を振り上げるなどの暴力を振るってしまう……、まさに負のスパイラルです。

　このような状況では、ケアスタッフからのアプローチの回数を可能な限り増やしましょう。1回の声かけは1分程度でもよいのでケアスタッフ全員が取り組んで声をかける回数を増やすことが重要です。

　また「同じ空間にいるけど、近くではない」という環境では、**「その入居者と目を合わせる」**ことをケアスタッフ間で共有してください。目を合わせることは、相手を認識していることを伝えるサインでもあります（33ページ参照）。目を合わせ、会釈をし、笑顔を見せます。たくさん人がいるのに、誰とも目が合わない環境は、悲しいものです。まずは「気にしています」ということをケアスタッフ全員で伝えてみましょう。

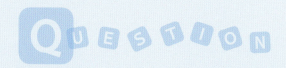

> 徘徊

施設内をよく歩き回る人がいます。
廊下など公共のスペースであればいいのですが、
特定のほかの入居者の居室にも入ってしまうので困っています。
どう対応するのがよいのでしょうか？

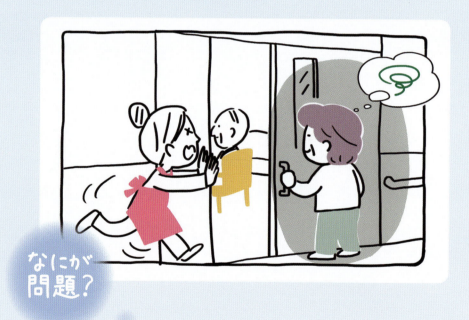

- 施設内を歩き回る利用者がいて、座っていてくれない。
- 公共のスペースならば問題ないが、特定の他人の居室にまで入ってしまう。

ANSWER

　アルツハイマー型認知症やレビー小体型認知症などの変性疾患を患う利用者のなかには、落ち着きなく歩き回る方がおられます。このような方に、つい言ってしまうのが「座っていてくださいね」という言葉です。数回であればやさしく言えるのですが、何度言っても歩いてしまう場合には、段々と口調が強くなります。

　一方、認知症の人にとっては、自由に歩かせてもらえないうえに、なぜか威圧的に怒られることになります。変性疾患の方は、日常のあらゆることが原因で、混乱や不安を抱きやすい状況にあります。ただ歩くことだけが、手順を考える必要がなく（手続き記憶）、ストレス解消法といってもいいものなのかもしれません。それなのに、転倒予防を重視するあまり、「座っていて」と言いつづけられてしまうと、ストレスがたまります。やがて苛立ちが増して「うるさいよ！」と言いながら拳を振り上げるなどの暴言・暴力にもつながりかねません。

　まず、歩き回ることの大切さに気づきましょう。このような利用者には、自由に動き回れる場所を確保することが重要です。特定の部屋に入ってしまうのか、どこでもよいからドアがあれば中に入ってしまうのか、行動パターンによって対策が異なります。このケースでは、特定の人の部屋に入ることが問題なので、まずその理由から解決法を探りましょう。その部屋にいる人のそばにいたい、その部屋の位置が気になる、などの理由があるかもしれません。実際に、勝手に入られる部屋の人に事情を話して、居室を変えることで、これらの問題が解決した施設もあります。

　また、一日の生活が退屈で仕方なく、体力があり余っているという場合も少なくありません。このような場合には、しっかり動ける機会をつくれないかを考えてみましょう。人手が足りない場合は、ボランティアの利用を検討するのも一つの手です。

Chapter 2　Section 2　入所施設における認知症ケア

実践の知恵 ⑫　サービス付き高齢者向け住宅・スタッフ

入居者の「寂しさ」に寄り添いケアプランを考える

　筆者は、入居定員20人の小規模のサービス付き高齢者向け住宅で勤務しています。「施設」ではなく、介護が必要になっても最期の看取りまで安心して暮らしつづけることができる「住宅」「共同住宅」をコンセプトとしています。大家的立場である管理者が、入居者全員と毎日顔を合わせ、日々の変化が把握可能な入居者数としています。

　今回紹介する事例は、夫が他界後に独居での生活が困難となり、他県から実妹を頼って転居、入居された82歳の女性（要介護3、車イス利用）です。

*トラブルから引きこもり。頻回に呼び出しコールをするようになる

　入居当初は、車イスを使用して室内と共有スペースを行き来し、他入居者とも交流され楽しく過ごしていました。しかし、他入居者とのトラブルをきっかけに、食堂ホールではなく居室で食事を食べるようになり、そのころから徐々に引きこもり状態となりました。さらに、居室内での転倒・骨折により長期入院したことで、筋力が低下し、意欲も失せて、ベッドで過ごす時間が増えるようになりました。

　筋力回復や気分転換のため、担当の介護支援専門員（ケアマネジャー。以下、ケアマネ）からデイサービス利用の支援を受けましたが、複数回利用後に、体調が悪いとの理由で、利用中止となりました。

　ベッドで寝てばかりの生活となり、物の移動も含めてスタッフへ依存度が上がり、緊急の呼び出しコールが増えるようになりました。用件を確認すると「あれ、それ何だっけ？　忘れちゃった……」ということが続きました。

　環境改善を図る目的（引きこもりのきっかけとなった他入居者との分離）での居室移動を試みましたが、移動後もコール回数は減ることはなく、スタッフが忙しい時間帯や他階ラウンド中に、ささいな内容で呼び出しコールがかかりま

す。「いま、ほかの利用者様に対応しているので少しお待ちください」と伝えると、さらに連打でコール。コールと同時に電話で妹へ直接連絡し、妹からは「姉から緊急連絡が入ったのですぐ対応をしてほしい」と、昼夜問わず管理者やケアマネに電話連絡が入り、その都度対応をしていました。

　状況改善のため、本人、妹、ケアマネ、管理者との話し合いを繰り返しましたが、改善しない状況がしばらく続きました。

＊原因は寂しさ。その思いに寄り添うプランづくりに着手

　そのような状況が続くなか、管理者が夜勤時に、本人から「寂しい、いつも誰かにそばにいてほしい、子どもがいないので妹がうらやましい……」などの訴えを聞きました。そこで、「苦しかったね、長く生きるって本当に大変だよね。ここに縁があって入居したのだから最期までかかわるので安心してほしい。寂しくないように完璧ではないけれど、できる範囲で対応するから。皆で一緒に歳をとろうよ」と伝えました。その直後に、改めてケースカンファレンスを開催して、本人の「寂しさ」に寄り添うプランづくりに着手し、以下のことを確認し、実践しました。

①朝昼食事はヘルパー支援を導入して、マンツーマンのかかわりで食事を楽しく美味しく摂取する。
②毎日、デイサービスを短時間利用して一番風呂に入浴、爽快感を味わう。
③スタッフが空き時間を利用して居室を訪問、ポジティブな声かけを心がける。
④夜間熟睡できるよう、精神的な不安軽減のための安定剤や睡眠導入剤を主治医に処方してもらう。

　その後は、生活リズムも生まれ、体重も若干増え、直近では訪問リハビリの利用も始まりました。意欲的な言葉と笑顔も見られるようになりました。

「その人らしさ」に出会うケアを実践する

　もし、自分が認知症になったらと考えてみてください。

　知らない人、知らない場所、知らない環境などの「リロケーションダメージ[5]」は、私たちの想像以上に大きなものかと思われます。認知症の人にとって、特別養護老人ホーム（以下、特養）の暮らしは、日々「困惑」の連続なのかもしれません。

　ここでは、これから特養職員として勤務する人自身がリロケーションダメージで悩むことが少なくなるように実践している現場の取り組み（方針）を紹介します。

＊認知症の人へのアプローチ

① 顔なじみになろう。朝の挨拶訪問では、「目と目を合わせて」「軽くスキンシップ」をしよう。

② 認知症の人は、私たちと同じ「感情」を持って暮らしているので、心配や不安に寄り添い、一緒に情緒的な解決を図ろう。

③ 性格や個性、生活歴などを把握しよう。安心できる話題（会話・キーワード）を提供しよう。

④ 本人の好む声や雰囲気をもって接しよう。

⑤ 本人のなじみの物で生活空間を整えよう（その人のお部屋を見れば個性がわかる）。

⑥ その人の一瞬（点）を見るのでなく、生活の視点をもって「線」で見よう。

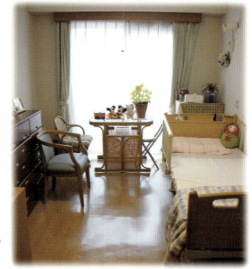

家族団らんが楽しめる私的空間

認知症があろうとなかろうと、「それぞれに世界観（価値観や考え方・生き様）」があり、それを軽んじられると、感情の不安定や行動・心理症状（BPSD）の悪化につながります。私たち介護職員自らがBPSDの悪化要因にならないよう、「あわてず待てる介護職員」を目指しています。

最近の介護現場でいわれている「科学的介護の実践」も、心身の安心につながります。毎日のこととして、「水分摂取量」「排便の有無」「運動量」など、生理的観点からも周辺症状の安定を図ることができます。

前述の⑥と一致しますが、「その人の24時間の見える化」つまり、24時間仕様の介護記録が有用となります（図）。それにより、日々の状態を記録・把握し、個別ケアの検討資料（カンファレンスや現場会議）としても活用しています。

図　24時間介護記録表

月　日	/ （月）				/ （火）			
与　薬	昼	夕	眠	朝	昼	夕	眠	朝
担　当								
臨時薬								
食　事	昼		夕	朝	昼		夕	朝
主　食								
副　食								
汁								
時　間	水分	尿・体交		便	水分	尿・体交		便
9：00		□				□		
10：00		□				□		
11：00		□				□		
〜	〜				〜			
6：00		□				□		
7：00		□				□		
8：00		□				□		
in－out	/				/			
入浴・着替	入・中止・清拭			着替	入・中止・清拭			着替
入眠状況	22	24	1	2	22	24	1	2
○・△	3	4	5	6	3	4	5	6

＊認知症の人が感じていること、考えていることに寄り添う

認知症の人がいま、何を感じ、何を求めているのか、一歩立ち止まって考える。そこから認知症ケアが始まります。私たちはその人を支える「考える杖」であり、「気づく杖」でもあります。「気づき」を高めるためにも、ユーモアのある会話や落ち着いた所作・立ち居振る舞いに努め、介護のプロとして、気持ちをニュートラルにする術も身につけていきたいと思います。

日々七転八起しながらも、適したケアやかかわり（関係性）のなかで、本当の「その人らしさ」に出会うことができます。

きっとそのとき、お互いに素敵な笑顔で見つめ合えていることでしょう。

実践の知恵 ⓮　グループホーム・スタッフ

倫理の原則に基づいた嘘のないケアの実践を心がける

　家庭的な環境でのある程度の自立した生活と、地域に開かれたサービスとを目指すグループホームでは、「身体拘束」につながるとの考えから、玄関に施錠していない施設が少なくないと思います。そのため、施設から外へ出ていこうとする認知症の人への対応に、つねに頭を悩ませています。

　認知症の人が施設から外へ出て行こうとするとき、「家のことが心配」「仕事に行かなくてはいけない」など、何らかの不安を感じているといいます。また、介護者の都合で施設入所される方が多く、本人がどうしてこの場所（施設）にいるのか理解できていないケースが少なくありません。

　外に出ていこうとする認知症の人への対応では、何よりその人の気持ちに寄り添うことが大切です。ここで、2つの事例を比較しながら、気持ちに寄り添う対応とはどのようなものか考えていきたいと思います。

＊事例1：学校に行かなければという元教師Aさん

　昼寝から目覚めた元教師のAさんが、「今日は入学式だから学校に行かなくちゃ」と言い、あわてて出かけようとしていました。
「途中まで送ります」と声をかけ、一緒に歩きながら学校の話題から徐々に天気や花の話へ変えていくと、いつの間にか当初の目的を忘れていました。

　ホームに戻ったところで、ほかの職員が「いらっしゃい、いまちょうど皆でお茶していたところです。一緒にどうですか？」と声をかけ食堂に誘うと、そこには何となく顔見知りの人たちがいたので安心し、一緒にお茶を楽しまれました。

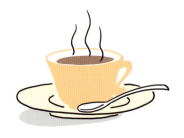

*事例2：面倒を見てもらいたくて長男の家に行くというBさん

　Bさんは二人の子どもがいますが、たびたび「この先、誰が自分の面倒を見てくれるのか」不安に思うようです。そのためか、たとえ真夏であっても、「長男の家に行く」と言って、外へ出ていくことを繰り返しています。

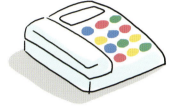

　不安な気持ちを取り除くために、職員は息子の雰囲気を真似て、電話で対応しました。
「おばあちゃん、仕事が終わったら急いで行くから待っていてね」
　受話器越しに聞いたその一言で、Bさんは安心され、そのあとは、仲間とカラオケを楽しんでおられました。

*2つの事例の違い

　2つの事例はともに、ほかの利用者への影響や、本人が安心できることを願っての対応だといえますが、事例2では「嘘をついている」ため、倫理的に問題が残ります。「そうですね、心配ですよね」と、一度本人の気持ちを受け止めて、「ですが、いまは暑いので、もう少し涼しくなってからにしませんか？」などと対応することが望ましいでしょう。

　認知症の人への対応は、生命倫理の4原則（自立尊重原則、善行原則、無危害原則、公正原則）にのっとって職員間で十分に検討され、本人にとっての最善の利益と尊厳を担保するものであることが望まれます。

　また、たびたび起こる訴えは、よく検討すると、その人の生活歴や性格を背景とした「同じ内容」であることが少なくありません。一度不安を取り除くことができた対応があれば、それを職員間で共有することも重要です。

Chapter 2
Section ❸ 療養型病院における認知症ケア

1 療養型病院における認知症ケアのカギ

ケアのポイント

 利用する人や家族に、いつでも医療を提供できるという安心感を与えることができる。

 介護施設に比べて、医療依存度が容易に高まる可能性があるという側面を理解する。

＊医療依存度が高まる側面を理解する

　急性期の治療が終わり、さらに継続的な医療処置が必要な場合は医療型の、や全身ケア・精神的ケアが必要な場合は介護型の、療養型病院に入院することがあります。療養型病院には、複数の医師をはじめ看護師、理学療法士、作業療法士などの医療専門職が、介護老人保健施設などの施設よりも多く配置されているため、医療を受けやすい環境といえます。しかも医療専門職が常時滞在しているので、いつでも対応してもらえる安心感があります。

　一方で、医療依存度が高まりやすいという側面もあります。たとえば、認知症の人に落ち着きのないしぐさが出現したときに、病棟担当医師がナースステーションに来られたら、「先生、もしかするとせん妄を起こすかもしれないので頓用薬お願いします」などと依頼しやすい環境です。

　一見、安心なことのようですが、向精神薬などを安易に用いると全身状態が低下しやすくなります。同じくらいの症状の方に対して、介護施設では医師が常駐していないからこそ、「事務室に来てもらって誰かと話してもらおうか」「好きな物を食べてもらったら機嫌よくなるかな」などと日常的なケアレベルで対策を練ろうとします。こうした生活レベルでの工夫ができるかどうかが、療養型病院における認知症ケアのカギとなります（CASE 24）。

CASE 24

やさしく見る、やさしくふれる、やさしく話すことが、状態の改善につながった？

　Cさんは、81歳。30歳代よりうつ病と診断され、服薬を継続しながら仕事を続け、家庭生活を送ってきました。退職後、65歳ごろより認知機能が低下。このころから排便・排尿に対する執着心が強く、自己浣腸や自己導尿を繰り返す行動が見られ、精神科の入退院を繰り返していました。

　その経過中に、自己導尿が原因と思われる発熱が何度か見られ、今度は総合病院の泌尿器科と精神科、自宅の生活を繰り返すようになりました。

　総合病院に入院中は暴言なども見られ、家族に暴力を加えることもあったようです。そのような状況で、ある療養型病院を紹介され、入院することになりました。入院前情報を聞いて、どのような対応をするのか、病院の管理者は不安を感じていたようです。

　ところが入院して3日後、スタッフにCさんの状態を尋ねたところ、「何も問題ないですよ。夜中に目を覚まして起きているけど、とくに問題はないです。便が出ないと言っているけれど、よく話を聞くと大丈夫になってきます」と回答。どのスタッフに聞いても同じ答えでした。

　その後、入院して2か月が過ぎようとしても、落ち着いた状態が続きました。

　家族からは、「この2か月間、夜間に電話が一度もなくゆっくり眠ることができてうれしい。いままでの病院では入院させてもいつ電話が来るかわからず、ゆっくり眠ることができなかった」という言葉が聞かれました。

　Bさんがなぜ落ち着いているのか？　じつのところ、病院の管理者の方も、何が要因で状態が改善したか、よくわからないそうです。

　この病院では、「患者、利用者にとってよりよいケアとは何か」を考え、個々の患者・利用者に合わせたケアを実践する文化をつくることを目標として掲げておられました。「やさしく見る、やさしくふれる、やさしく話す」というケアの方法を、スタッフ一人ひとりが身につけて、実践した結果ではないか、と考えておられるようです（160ページ実践の知恵⑮も参照）。

Chapter 2
Section ❸ 療養型病院における認知症ケア

② 療養病棟の介護とスタッフの葛藤

ケアのポイント

 医療依存度の高い療養型病院では、介護スタッフが主体的にケアにかかわることが難しい環境であることを理解する。

 患者にとっても家族にとっても重要な自己決定は、患者が元気なうちに行うようサポートする。

＊診療報酬改定による療養病棟の現状とケアの状況

2016年の診療報酬改定に伴い、療養病棟の「入院基本料2」が改定され、「医療区分2・3（中度・重度に該当する患者）比率50％」という基準が新設されました。これにより、医療区分1（軽度）に該当する入院患者の数を制限しなければならない状況になりました。

医療区分1の入院患者が50％以上の病院では、医療区分2・3の患者の獲得に向けて早急に動く必要があり、療養型病院どうしで、医療区分2・3の患者の取り合いが起きています。新規の患者獲得が円滑に進まない病院に対しては、医療区分1の患者の区分を意図的に上げる、つまり、不必要な医療提供がなされてしまうのではないかという懸念も生じています。

療養病棟の「医療区分2・3比率50％」という条件は、介護スタッフの業務内容にも密接に関係しています。

多くの介護施設では、介護福祉士をはじめ介護スタッフが、主体的に個別介護計画を立案し、自立支援に向けてケアを行っています。

一方、医療区分の高い患者が多く入院するようになることで、療養病棟では、介護スタッフがケアに関して主体的にかかわれなくなります。

医療依存度が高いほど、患者自身への安静指示や活動制限が増え、介護職が理念とする「有する能力に応じ、自立した日常生活を送ることができるようにする」ことが困難になります。医療的ケアが多くなれば、日常生活の支援を介護職だけで行うことが難しくなるのは、必然といえます。実際に、療養病棟では、医師・看護師の指示の下にケアが行われており、介護職の業務は、食事介助、排泄介助（オムツ交換）、入浴介助が主となっています。

＊ケアスタッフの葛藤と患者の自己決定

　患者を一人の生活者としてかかわり、退院支援をするということは、すべての医療従事者が思っていることです。しかし医療区分が高くなることで、自宅をはじめ、介護施設での対応が難しく、受け入れが困難となります。結果、療養病棟では、地域包括ケアが謳われる前とそれほど変わらない長期入院が続いています。長期にわたり入院生活を支えている看護職や介護職の間には、「延命措置が本当に必要だったのか」「患者本人はこの状況を望んでいるのか、いま本当に幸せなのか」と葛藤が生まれやすい環境といえます。

　患者本人と意思の疎通が可能であれば、自分に行われる医療について自己決定できます。しかし、長期にわたって療養病棟に入院している患者の多くは、認知症や意識障害などによって、自己決定ができない状況にあります。

　患者に代わって人生の決定を迫られるのは家族です。それはつらく、きつい判断です。健康状態が改善して長生きしてほしいし、必要な医療がすぐに受けられる病院への入院を望む場合が多いでしょう。でも心のどこかでは、退院して安らかな人生を歩ませたい、積極的な治療や延命措置はせずに、苦しみや痛みを取り除く治療のみのほうがよいのでは、などとも考えています。

　患者本人や家族の苦しみを避けるためにも、患者自身が元気で判断できるあいだに自分の人生や生死にかかわる決定をし、身近な家族に伝えておくことが望ましいことは言うまでもありません。ケアスタッフは、患者を一人の生活者として看つづけることが大切です。さまざまな側面から連続性をもって情報収集を行い、患者が「人として生きる姿」から遠ざからないことを考え、患者が自己決定をできるようサポートしていくことが求められます。

Chapter 2
Section ❸ 療養型病院における認知症ケア

③ 倫理的側面からケアを選択するとは

ケアの
ポイント

 法を守りさえすれば
倫理的にも万全ということにはならない。

 本当は何が望ましいのか、何をすることが大切なのかを、
その都度考えることから倫理は始まる。

＊**ある実習での事例から、ケアの現場の「倫理」を考える**

　倫理について、何かとやかましく言われるようになったのは、いつのころからでしょう。ここでは、事例を見ながら、ケアにおける倫理について考えていきたいと思います。

　「小野さんって、左官屋さんだったんだ。さすが職人芸ですね！」
　診療録を見ながら、今週から来ている実習生が感嘆している。
「窓ガラス一面にあんなにきれいに便を塗るなんて、ふつうできないですよ」
「あれはね、弄便って言うの。BPSDの一つよ」
　主任がそう指導していると、スタッフが「四人部屋だから、大変」と言いながら戻ってきた。
「こういうときって、どうするんですか？」
　初々しい実習生の問いかけに、その場にいたスタッフたちが珍しく率直に語りだした。
「バスタオルをオムツの上から巻いて、手を入れられないようにするのよ」
「昔はつなぎ服を着させてたけど、いまはしちゃいけないことになっているから」
「何でですか？」

「禁止されたから」

「身体拘束は人権侵害だし、尊厳に反するから」

「バスタオルを巻くだけなら、手足を縛るわけじゃないし、大丈夫」

「オムツの中にしたらお尻が気持ち悪いし、出そうで出ないときも、いじりたくなるかもね」

「人手と時間があったら、こまめにトイレ誘導して、オムツしないですむようにできるかもしれないけど」

「そりゃ無理よ」

「あのー」。

　転職してきたばかりのスタッフが発言した。

「前の職場では、ナースが浣腸をしてトイレに座らせていました。内服薬だといつ出るかわからないですけど、即効で、すっきりしますから」

「なるほど、そしたらバスタオル巻かなくてもすむわけね」

　このごろ「安全」と「倫理」が強調されます。この２つを持ち出されると、黄門様の印籠を出されたみたいに、ははぁーっと何も言えなくなってしまいます。

　身体拘束を原則禁止としたのは、法です。倫理はとかく法と混同されがちです。法は国会で制定されますが、倫理は国会では決められません。

　倫理指針（ガイドライン）も、行政（省）や学会によっていろいろつくられています。指針は法ではありませんが、性格的には、倫理というより、法に近いでしょう。他方、たとえば「他人にやさしく親切にしよう」という倫理は誰がいつつくったか不明ですし、わざわざ活字で公示されてもいません。六法全書は書店で売っていますが、倫理全書などというものは、どこにもありません。

　倫理は、法に定められていないことにかかわります。だから、法を守ってさえいればそれで倫理的にも万全だ、とはいえません。

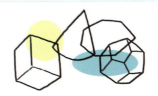

ですが、おびえる必要はありません。

倫理に条文も罰則もないから、ではありません。そもそも倫理は常に建築・改修中の建物のようなものです。その建物をつくるのは、国会議員でも倫理学者でもなく、当事者（医療・介護サービスの利用者と提供者）、そして社会の人々です。

決められたことをただ受け身で守るのではなく、
「～すること・してはいけないことになっている（～している・していない）けど、本当はどうするのが望ましいのかしら？」
「何がいちばん大切なのかな？　でも、それはどうして？」
と自分たち自身で問いを立て合い、意見を交換することから、倫理は始まります。

*ケア選択の過程でどこまで相手のことを考えたかが重要

小野さんの場合はどうでしょうか。
「タオルを巻かずに毎日浣腸をするほうが、身体拘束と言われる心配がない分いい」
そんな声もあるようです。
「される側の小野さんもそう思うかな？」
上記の研修での会話のなかで、実習生はそう感じたようです。

タオルを巻かれることと、人に浣腸されること。自尊心が傷つくのはどちらでしょうか、嫌に思うのはどちらでしょうか？　そう簡単に、一概に答えることはできません。

しかし、オムツよりトイレ誘導がいいとか、タオルをぐるぐる巻くのが違法かどうかを気にするよりも、そうされたら認知症の人がどんな気持ちがするかなと想像してみたことがあるか、そのほうが大事です。

日々の業務があまりに忙しいと、無関心や侮蔑・悪意が心の奥底にあっても、気づきにくくなりがちです。

ケアの倫理を考えるうえでは、結果的にどんなケアを選択したかよりも、選択の過程で何をどこまで考慮したかが大事です。
　流れ作業のような機械的で画一的な対応より、現状ではここまでしかできないという範囲内であれ、個別の事案に対して、可能な限り本気で検討を行う過程にこそ、倫理的価値があります。

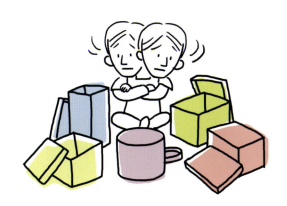

　尊厳だなんて、絵に描いた餅みたいな言葉をわざわざ使わなくたっていいと思います。タテマエなんてお寒い話だし、窮屈でしょう。そんなことより、相手の気持ちや、その人の以前の暮らしを、具体的に想像してみましょう。そのほうが楽しい。
　もちろん、その人すべてをわかりきるなんてことは不可能なことです。
　だから想像するのです。それは、あくまでも空想かもしれません。しかしそれが、その人への関心に体温を与え、気の重くなりがちな義務的なケアから脱するきっかけをもたらしてくれます。

　そうそう、弄便なんて用語で片づけずに、小野さんの生活史（元左官であったこと）にも関心をもった実習生。いいセンスしている、そう褒めてあげたい。
　そう考えていたら、実習生がポツリと言いました。
「もし、いつか小野さんみたいになったとしたら、そのとき私、どんなしぐさをしているかな？」

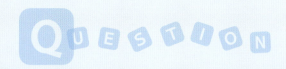

入浴拒否

家族から「絶対にお風呂に入れてください」
と言われていますが、
本人は「昨日入った」「今日は風邪気味だから入らない」
と言って入浴してくれません。
説得を続けると暴言や暴力につながることがあります。
どうすればお風呂に入ってもらえるでしょうか？

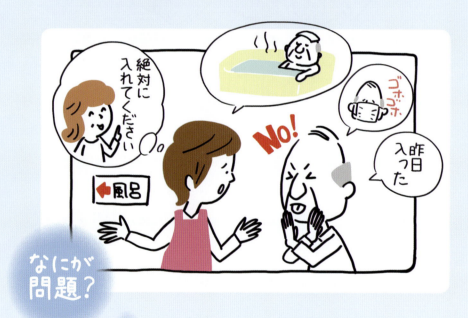

なにが問題？

🌸 　認知症の人が入浴をしたがらない。
　　 説得しつづけると暴力・暴言につながる。
🌸 　家族からは、絶対に入浴させてほしいとの要望がある。

ANSWER

　入浴することに納得していない段階で、認知症の人に無理やり入浴ケアを行うと、認知症の症状が悪化するおそれがあります。
　本人が入浴することに納得するキーワードやタイミング、誘導方法を探すために、本人が好むことは何かを観察することや、家族からヒアリングすることなどが必要となります。
　たとえば、3年間通所系サービスを利用していても1回も入浴ケアを実施できなかった人が、「髪の毛を洗ったあとで染めてあげるから大丈夫よ（実際は竹炭シャンプー）」と伝えたら、入浴してくれるようになりました。これは、介護スタッフが辛抱強く観察するなかで、昼寝のあとに枕をじっと見て、髪の毛をさわるしぐさから、髪の毛の染料が落ちるのを気にしているのではないかと推測したのがきっかけでした。
　また、「息子さんがわざわざ着替えを持ってきてくれたから」と息子さんの名前を出してみる、「健康診断で体重を測りますよ」と誘導する、持ち物を手放したくない人には防水の袋に大事なものを入れて浴室に持ち込むことで入浴が可能になったケースもありました。

　入浴に対して家族から強い要望がある場合は、無理なケアは症状悪化につながることを伝え、有効な方法が見つかるまで、少し猶予期間をいただけるようお願いしてはいかがでしょうか。日本の多くの施設では、認知症の人よりも家族の意見を優先せざるを得ない状況があります。家族の意見を優先しすぎて、認知症の人にケアを無理強いするからこそ、行動・心理症状（BPSD）を生じさせている場面は少なくありません。
　さらに、"入浴"という形にこだわらなくても、清拭や洗面台での洗髪など、別の方法で清潔を保つことはできます。ただし、清潔よりも「心地よさ」を意識して、方法を選択してください。

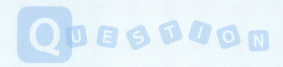

　　昼夜逆転

日中入居者が寝てばかりいて、

夜勤スタッフから、

夜中に起きてしまって困ると言われます。

どうすれば昼間に起きていてもらえるでしょうか？

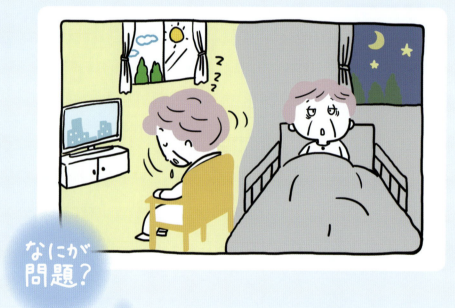

 昼間によくて寝て、夜間の活動が活発になる。

 昼間に起きているように声かけをしても、効果がない。

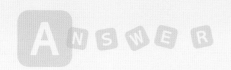

　昼夜が逆転している認知症の人に対して、ついやってしまいがちなケアを見直すことから、解決法を探ってみましょう。

　夜間活動的になりやすい人が、日中イスに座ったままウトウトしているとき、近づいて肩を軽くたたいて、「いま寝ると夜寝られなくなりますよ！起きてください！」と大きな声で伝えていませんか？　これを日勤のスタッフが口々に繰り返すと、その人は一日に何十回も起こされることになります。よく昼寝をするといっても、分断された睡眠のため、眠気がとれておらず、かえって日中の睡眠時間が長くなってしまう可能性があります。このような人に対して、たとえば、夜間2時間ごとに体位交換やオムツ交換を行うとすると、昼も起こされ、夜も起こされることになります。夜間2時間ごとの体位交換やオムツ交換が本当に必要かも検討すべきです。オムツから尿が漏れてしまうのは、オムツの当て方の問題も考えられますし、褥瘡については、日中少しでも動く機会をつくることのほうが重要です。

　日中の手持ち無沙汰が、眠気を誘う場合もあります。つけっぱなしのテレビの前で、リビングに長時間座っている高齢者を多くの施設で見かけます。とはいえ、ケアスタッフは忙しいので、対応には限界があります。

　こうしたときボランティアの活躍が期待されます。ボランティアには、認知機能が低下した人とのコミュニケーションの基本を学んでもらう必要がありますが、認知症の人にとっては、ケアスタッフとは違う人が来ることで、「楽しい人が来た」という認識になりやすいですし、業務に追われない人がそこにいるということだけで、話を聞いてもらえる安心感をもたらします。

　また、歩きたいときに歩ける雰囲気づくりも大切です。食後の眠くなる時間のトイレ誘導で、洗面所に行き、冷たい水で手を洗ったり、窓際で立ったまま少し話をするなど、その際に覚醒度を高めて身体を動かす時間を少しだけとりいれてみる工夫も、検討してみてください。

Chapter 2　Section 3　療養型病院における認知症ケア

実践の知恵 ⓯　療養型病院・スタッフ①

患者、利用者にとってよりよいケアとは何かを考える文化をつくる

　ここで紹介するのは、2006年6月に開院した、医療療養型病床40床、介護療養型病床80床、計120床のすべてが療養型の病院です。入院患者の平均年齢は84.8歳、介護療養病棟における平均介護度は4.6、認知機能が低下（MMSE20以下）している方々が全体の6割を占め（2016年3月現在）、どのような看護・介護を提供できるかを大きな課題として取り組んでいます。

　開院時より看護職と介護職（すべて介護福祉士）の配置割合を同数とし、「尊厳あるCureとCareのコラボレーション（協働）」をテーマとして、看護・介護が協力しながら、よりよいケアを目指してきました。

　しかしケアの内容・方法については、患者や利用者の個別性を考えたケアを行うことより業務を優先するという考えが根強く、なかなか個別的なケアに結びつけることができませんでした。

　そこでここ数年は、"患者、利用者にとってよりよいケアとは何か"を考え、個々に応じたケアができる文化をつくることを目標に取り組んでいます。ここでは、事例を取り上げながら、取り組みについての結果を考えたいと思います（149ページ、CASE 24も参照）。

＊立ち上がりリフトを使うことで会話ができるようになった事例

　Dさんは、81歳です。2010年に脳梗塞を発症し、廃用症候群と糖尿病の合併が見られます。入院時はほぼ寝たきり状態で、移乗時は2人、入浴更衣時は2～3人でケアを行う状態でした。発する言葉は「めし！」「寝る！」だけ。ただ、カンファレンスの結果、体力、筋力も残っていることがわかったので、立ち上がりリフトを使って起こし、歩行の機会をつくることにしました。

　最初の数回は本人の意欲もなく、リフトにも慣れず大変でしたが、回数を重ねるごとに変化が見られるようになりました。

立つことで視線が高くなったためか、車イスでは見られなかった、周囲を見渡したり、外の景色に視線を向けたり、スタッフの顔をじっと見つめたりする姿が見られるようになってきました。

　そしてあるときから「めし！」「寝る！」の発語のみの状態を脱却し、テレビのニュースや新聞を見て、興味あるものを指でさしたり、スタッフと会話し冗談を言うようになるなど、変化してきました。

　最終的には、立ち上がりリフトを「俺のベンツ」と呼び、オムツ交換時や入浴更衣時も自ら動くようになりました。

　相変わらず「めし」「寝る」という発語は続いていましたが、「あと30分後ですよ」と言うと、時計を見て待つことができるようになったのです。

　身体的回復だけではなく精神面での回復も著しく、介護者側の精神的負担も含め、介護量および負担の大幅な軽減につながりました。

＊ケアの成果と今後の課題

　現在、当院では「立つ支援」を積極的に進めています。寝たきりの人、車イスの人、それぞれの方に、「立つ」という支援を加えることによって、よりよい変化が生まれています。

　また、このような事例を経験することで、介護者側の喜びもますます大きくなり、患者と介護者の正の相互作用が起きていると考えます。

　よりよいケア、やさしいケア、そして個別的なかかわりを目標に、さまざまな角度から取り組んでいます。

　ケアの善しあしは、患者、利用者の表情に表れます。スタッフ一人ひとりのケアの向上は、まだまだです。現在、自分のケアの様子をビデオで撮影し、振り返りを行っています。このような「ケアの見える化」が、よりよいケアにつながると考えています。

Chapter 2　Section 3　療養型病院における認知症ケア

実践の知恵 ⓰　療養型病院・スタッフ②

離島ならではの地域性を活かし
住み慣れた環境での生活継続を目指す

　毎日のように、病棟中に響く声で、「看護師さ〜ん。寮母さ〜ん。お姉ちゃ〜ん」と呼ぶ人。頻回にナースコールを押して、何かと思えばマイク代わりに使用している人。通りすがりのスタッフに何度も挨拶して、同じことをお話しする人。一日中徘徊しながら、ときには廊下でゴロリと寝そべり、ときにはハイハイしたりと、自由気ままな時間を過ごしている人──。
　療養病棟には、さまざまな認知症の人が入院しています。

　認知症の人への一日のケアは、スタッフの「おはようございます」という挨拶から始まります。声をかけずに、患者に近づいたり身体にふれたりすることは、決してしません。スタッフは、認知症の人を特別視せず、自然に接することが身についています。
　このようなケアができる背景には、「離島」という地域性があるのかもしれません。離島だからこそ、患者が知り合いであることが多く、認知症になる前からその人のことを知っているからこそ、自然にかかわることができるのだと思います。認知症で会話が難しい状態であっても、以前からその方の生活環境を知っているから、声かけには困りません。興味のある会話がどんどん進む状況に、認知症の患者は「自分のことに興味を示してくれる」と感じるようで、表情がやさしくなっていきます。
　当院のスタッフは、認知症の人との向き合い方がうまいと思います。徘徊する人にはどこまでもついていく。「その人には何か目的があるからこそ歩いている」と考えるからです。徘徊したり、何度も同じ訴えを繰り返したりするのは、その人にこだわる思いがあるからだと思います。スタッフは、その思いに向き合い、寄り添う努力をしています。
　ときにはスタッフも険しい表情になることもありますが、常に声かけしな

がら認知症の人とのかかわりを探っています。

　認知症のある・なしにかかわらず、人としてきちんと向き合おうとするスタッフの思いや姿が、穏やかな病棟の雰囲気をつくりだしています。

*家族や地域の住民と支え合える環境を活かす

　当院では、一般の患者と認知症の患者とを同じ病棟で同時に看護していますが、比較的穏やかに過ごしている人が多いように感じます。認知症の人は、ほかの患者と平等にかかわってもらえていることを感じとっているのではないでしょうか。

　もちろん、問題がないわけではありません。認知症に加えて、夜間せん妄となる患者も多く、内服調整も必要となります。そのような場合も、ただ薬剤を増やすのではなく、生活リズムをつけながら薬剤を調整しています。日中は起きて、夜間はしっかり睡眠をとる。そうすることで認知症の人でも、生活リズムが生まれ、在宅での生活に戻ることが可能になります。

　当院での最終目標は、認知症の患者が、住み慣れた家で、家族や地域の人たちに支えられながら、一緒に生活を送ることです。離島のため、入院・入所する場所が少ないこともありますが、職員も患者も知り合いが多いからこそ、在宅での生活を支えていけるメリットを活かす必要があります。家族のなかにも、介護保険サービスを活用して、地域の人たちに支えてもらいながら、在宅での療養生活を望んでいる人が少なくありません。

　今後さらに過疎化が進み、認知症の患者が増えるであろう島で、当院の役割は大きいと思います。住み慣れた環境での生活を継続できることがいちばんです。一時的に入院して治療したとしても、自分の家族同様に受け止め対応していくことが、認知症の進行をくいとめる一つの手立てになるのではないかと、日々思いながら患者、家族と向き合っています。

Chapter 2
Section ❹ 急性期病院における認知症ケア

1 急性期病院における認知症ケアの重要性

ケアのポイント

 認知機能は、環境や身体症状に大きく影響される。急性期病院における認知症対応の是非が、その後の認知症進行に大きな影響を与える。

 急性期病院に勤務する看護師がその人の"もてる力"に着目したケアを実践することができれば、よい状態での住み慣れた場所への早期退院につながる。

＊急性期病院の看護師に求められる認知症への対応力の向上

　国の認知症施策である「認知症施策推進総合戦略（新オレンジプラン）」では、「認知症になっても本人の意思が尊重され、できる限り住み慣れた地域のよい環境で暮らし続けることができる社会の実現」を目指し、さまざまな観点から施策が挙げられています。

　そのなかで急性期病院等は、「認知症の人の個別性に合わせたゆとりある対応が後回しにされ、身体合併症への対応は行われても、認知症の症状が急速に悪化してしまうような事例も見られる」という現状を受けて、身体合併症などに対応する、急性期病院を含めた一般病院の医療従事者の、認知症対応力向上の必要性が謳われています（表）。

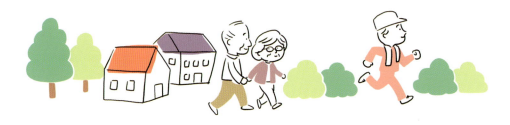

表　新オレンジプランに示された「身体合併症等への適切な対応」

> 認知症の人の身体合併症等への対応を行う急性期病院等では、身体合併症への早期対応と認知症への適切な対応のバランスのとれた対応が求められているが、現実には、認知症の人の個別性に合わせたゆとりある対応が後回しにされ、身体合併症への対応は行われても、認知症の症状が急速に悪化してしまうような事例も見られる。身体合併症対応等を行う医療機関での認知症への対応力の向上を図る観点から、関係団体による研修も積極的に活用しながら、一般病院勤務の医療従事者に対する認知症対応力向上研修の受講を進める。
>
> 身体合併症への適切な対応を行うためには、身体合併症等への対応を行う急性期病院等における行動・心理症状（BPSD）への対応力を高めること、及び精神科病院における身体合併症への対応力を高めることがともに重要であり、身体合併症等に適切に対応できる医療の提供の場の在り方について検討を進める。
>
> 急性期病院をはじめとして、入院、外来、訪問等を通じて認知症の人と関わる看護職員は、医療における認知症への対応力を高める鍵となる。既存の関係団体の研修に加え、広く看護職員が認知症への対応に必要な知識・技能を修得することができる研修の在り方について検討した上で、関係団体の協力を得ながら研修を実施する。

厚生労働省ほか．認知症施策推進総合戦略（新オレンジプラン）
〜認知症高齢者等にやさしい地域づくりにむけて〜（概要）．p11より引用
http://www.mhlw.go.jp/file/06-Seisakujouhou-12300000-Roukenkyoku/nop1-2_3.pdf［アクセス：2017年4月1日］

　なかでも看護師は、「医療における認知症への対応力を高める鍵となる」ことが指摘され、認知症への対応に必要な知識・技能を修得することが求められています。

＊なぜ急性期病院における認知症ケアが重要なのか

　急性期病院に勤務する看護師は、どの程度認知症患者へのケアに困惑しているのでしょうか？

　日本看護協会の調査で、認知症看護認定看護師の85.8％が病院勤務であるという結果からも、病院に入院している認知症患者のケアを「何とかしたい」という思いが見えてきます。

　認知症の人のケアは、急性期病院に限らず、在宅や介護施設などでもどうしたらよいのか悩んでいるという声を聞きます。

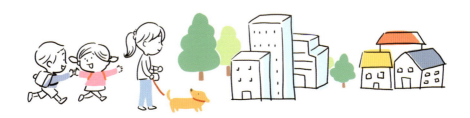

ではなぜいま、「急性期病院での認知症ケア」が、クローズアップされているのでしょうか？

認知機能は、環境や身体症状に大きく影響されます。そのため、身体合併症を発症すると、認知症の人はそれに伴う苦痛や入院という環境の変化に適応できず、不安が増強し混乱しやすくなります。その結果、一時的に元々の"その人"の認知機能よりも低下するという状況に陥ってしまいます。

この状況が続くと認知機能の改善がままならなくなり、認知症の進行につながります。

もし、急性期病院に勤務する看護師に、認知症という疾患と認知症ケアへの理解があれば「認知症だから仕方ない」とはならずに、認知症患者の不安や混乱を軽減するかかわりや、その人の"もてる力"に着目したケアを実践することができ、その結果、よい状態で早期に住み慣れた場所に退院することができるのです。

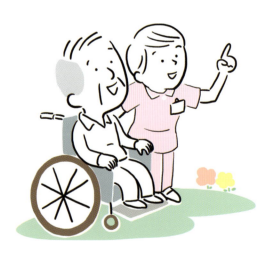

急性期病院での認知症ケアの実践を阻害する要因は大きく2つに分けられるのではないでしょうか。

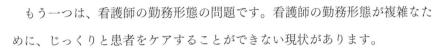

一つは、病院機能の問題です。病院は、年々機能分化され、急性期病院は病床稼働率や平均在院日数など、維持しなければならない条件があります。

もう一つは、看護師の勤務形態の問題です。看護師の勤務形態が複雑なために、じっくりと患者をケアすることができない現状があります。

短い期間で身体合併症の治療を行いながら認知症患者のアセスメントを行い、いかにその人に合ったケアを実践できるかがカギとなります。それにはやはり認知症に関する知識をもち、ケアのスキルを磨くことが必要です。

＊オーダーメイドの認知症ケアを実践するために必要な取り組み

認知症の人がどこにいても基本的なケアの考え方は変わらず、オーダーメイドのケアが必要だといわれています。そして、それを実践するためには多職種だけでなく、部署内においてもチームで取り組むことが重要です。

カンファレンスやスタッフどうしのコミュニケーションを通して認知症患者へのかかわりの工夫をチーム全体で共有し、積み重ねていくことが必要です。「忙しいから認知症患者にじっくりとかかわることができない」と嘆いているだけではなく、視点を変えながら、認知症患者と家族のためになすべきことを考えていきましょう。

認知症の人が急性期病院で過ごす期間は、長い人生のほんの少しなのですが、そこでどのようにケアされるかで、認知症の人の"未来"が決まってしまいかねないことを私たちは念頭に置き、大切な役割を担っていることを自覚してケアすることが必要なのです（急性期病院での認知症ケアについては、別巻「急性期病院編」で詳解します）。

Chapter 2

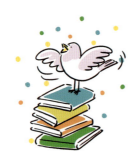

引用文献

1) 呆け老人をかかえる家族の会（2004）『痴呆の人の思い、家族の思い』中央法規出版, p84
2) 認知症ケアの第一人者である室伏君士氏は、1998年にすでにこの重要性を説いている（室伏君士（1998）『痴呆老人への対応と介護』金剛出版, p123-129）
3) Ryden MB, Bossenmaier M, McLachlan C.(1991) "Aggressive behavior in cognitively impaired nursing home residents", *Res Nurs Health* 14(2),87-95
4) Hall GR, Buckwalter KC.(1987) "Progressively lowered stress threshold: a conceptual model for care of adults with Alzheimer's disease", *Arch Psychiatr Nurs* 1(6),399-406
5) 長く住み慣れた地域を離れることで生じる環境の大きな変化がストレスとなって、心身に弊害をもたらすこと。認知症の人に、不安や不眠などの症状を引き起こすおそれがある

Chapter 3

認知症の人の看取りケア

Section 1　認知症の人の最期と看取りケアの基本
認知症の人がどのように最期のときを迎えるのかを解説しながら、本人や家族にどのようなケアを提供すればよいのかを考えます。

Section 2　看取りケアのプロセス
看取りケアでは、本人の気持ち・意思を事前に確認すること、最期が近づいたときには「穏やかさ」を基準にケアの方針を考えることの重要性を解説します。

Section 3　介護施設の看取りに必要な医療観
介護施設で看取りケアを行うときに、そこで働く看護師としてどのような医療的な価値観をもってケアに向かうべきかを考えます。

Chapter 3
Section ❶ 認知症の人の最期と看取りケアの基本

1 認知症の人の最期

ケアのポイント

🌸 体力低下の明確な理由が見当たらない場合は、最期に向かう過程で自然に出現する状態として理解することもできる。

🌸 認知症の人への治療や入院は、その行為自体が、認知症の人を混乱させるおそれがあることを考慮に入れて検討する。

＊体力・機能が低下する姿を見せながら最期に向かう

　人は、必ず最期を迎えます。認知症でも、がんでも、ほかのどんな病気でも、そして確たる病名がなくても、人は最終的に死を迎えます。認知症は、脳の進行性の疾患なので、身体的にはとくに重篤な疾患がなくても、徐々に体力が衰え、人生の最期に向かいます。

「あんなにいつも歩いていたのに、座っていることが増えた」

「人の食事にまで手を伸ばしていたのに自分の食事もあまり摂らなくなった」

「じっと座っていられなくて立ち上がりに注意していた人だったのに、座ったまま傾眠する時間が増えた」

　認知症の人と長期間かかわっていると、機能が低下したと感じる場面に遭遇します。このような姿を見せてくれながら、認知症の人は少しずつ人生の最期に向かっていくのです。

　認知症の人がこれらの状態を示してくれるとき、2つの可能性があります。

　一つは一時的な身体の不調で、治療の必要がある場合です。もう一つは、認知症の進行と加齢に伴う自然な機能低下の一環としてとらえられる場合です。したがって認知症の人の場合、徐々に機能が低下することを前提にし

て、一時的な急変が起きていないかどうかを把握する必要があります。

　たとえば、高熱のための体力低下が原因であれば、点滴による水分補給と抗生剤投与で体力が回復し、元気を取り戻して食事が摂れるようになることがあります。しかし、明確な原因が見当たらないときに、それ以上の医療的な検査が必要かについては、議論の分かれるところでしょう。現状では、認知症の本人と家族の考え方次第といえます。

＊認知症の人の立場から入院の必要性を考える

　認知症の人は、言語的な意思疎通が困難です。いつからどのように具合が悪いのか、言葉で表現することは難しいでしょう。それでも原因を知りたいときや、状態をいまより改善したいと考えたとき、検査や治療をすることになるかもしれません。では、それが入院を伴うとしたら、どうでしょうか。

　認知症の人は、自分では入院の理由がわかりません。気づいたら、見知らぬ人に囲まれて、知らないところに寝ている。どうしてここにいるのだろう、と不安になるかもしれません。入院時に「認知症」という情報があると、拘束されることがあります。気づいたときに、手足が縛られているのです。

　安静を要求される検査や治療であれば、薬が使われることもあります。検査や治療のために必要な投薬ですが、本人にとってはその必要性は理解できません。周囲の人にとっては、体力低下の理由がよくわからないから、「念のため」入院してもらうという理由があるかもしれませんが、認知症の人にとっては、降ってわいた災難です。

　体力が低下したことの明確な理由が見当たらないのなら、最期に向かう過程に自然に出現する状態として理解してもいいのではないでしょうか。本人がつらそうな症状があれば、和らげられるようにかかわりますが、根本的な治療はできない状態ととらえることもできるのです。

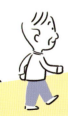

Chapter 3
Section ❶ 認知症の人の最期と看取りケアの基本

② 看取りケアの基本

ケアのポイント

 家族の思いや希望を大事にしながら、本人にとって必要なケアであるかどうかを考える。

 最期の段階では、苦痛を和らげるためにできることは何でも提供するよう家族との間に共通理解をつくる。

＊そのケアを「家族が望む」理由を考える

　認知症の人が最期に向かう過程において、つらい経験をさせず、苦痛を与えず、心地よい環境を提供することが、看取りケアの基本です。

　よく、「家族が望むから」という理由で、点滴や胃ろうなどのケアが実施されます（CASE 25）。しかし、本人にとってそのケアが必要なのかという視点から考えてみる必要がありそうです。

　家族の心情を考えてみると、「自分がしないという選択をしたら死んでしまう、死に向かう引き金を自分が引いてしまうようで怖い」ということでしょう。または、「薄情だと思われるのが嫌」ということもあるでしょう。

　しかし、どのようなプロセスをたどろうとも、最終地点は死です。死を避けるのではなく、死までのプロセスをどのようにたどるかが重要なのです。それを長引かせることが、本人にとってよいのか、苦痛がないように支えるほうがよいのかという問いを投げかけることによって、死への引き金を引くというような罪責感は薄まるのではないでしょうか。

＊「苦痛を和らげるために」できることを提供する

　医療の選択をしないことを、「何もしなくていいです」という表現で語るこ

胃ろうや点滴に代わるケア

　多くの認知症の人は、最期、寝たきりになり、食事が摂れなくなります。そのとき、人工的に栄養補給をするかどうかの意思決定が求められます。

　家族が胃ろうや点滴を希望することの背景に、「何か」をしてあげたいという思いがある場合もあります。

　しかし、胃ろうや点滴という方法以外にも、その人が快適に過ごせるようにかかわる方法はたくさんあります。

　食べられなくなっても、好きな味を唇に少し付けて、味を楽しんでもらうことができます。その食べ物にまつわる思い出があれば、ベッドサイドで話すのもいいかもしれません。伝わっているか確認するのは難しいかもしれませんが、聴覚は最期まで維持されるといわれています。思い出を語るときのやさしい口調は、本人にとって心地よいものになるかもしれません。

　現在、認知症の人の終末期における胃ろうは、苦痛を増強させるという考え方が一般的になってきています。水分補給のための点滴についても同様で、効果がなく、苦痛を与えると考えられるようになってきています。日本のガイドラインでは、効果について明記されていませんが、認知症の本人の生活の質を中心に考えて、その治療が必要であるかどうか、医療者や家族など複数の関係者間で考えるプロセスが重要とされています。

とがあります。しかし、この言葉は誤解を招くのではないかと思っています。

　何もしないわけではなく、積極的な治療をしないだけです。

　逆に、最期の段階で、死期を遅らせるために医療を提供することを、「できることは何でもしてあげてください」ということがあります。

　「苦痛を和らげることであれば何でも提供してほしい、それが精いっぱいのことである」。このことが、共通理解になれば、認知症の人が、いまよりもっと穏やかに最期まで生き切れる社会になると思います。

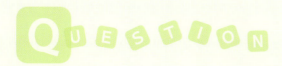

> 看取りケアの目標設定

看取りケアでは、回復のような明確な目標がなく、何を目指してケアをすればいいのか、わかりません。亡くなることがわかっていながら、ケアを提供するのは、ただ死を待っているだけのように思えることがあって、つらいです。

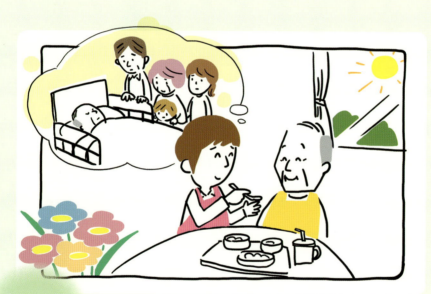

なにが問題？

 看取りまでの日々のケアを計画しなければいけないがどのような目標をもてばよいかわからない。

ANSWER

　看取りケアは、本人の意思を中心にして組み立てますが、多くの場合、本人の意思は不明確です。

　本人の希望は、事前に確認したり、その人の人生から推測したりして探ることになります。いまの段階では、かかわる人たちが「本人にとってその生き方はいいのか」をそれぞれのかかわりのなかから考え、合意をつくるプロセスが必要といえます。

　そのようなとき、まず、本人が苦痛のない生活を送るためにはどうしたらよいかを考えてみましょう。

　終末期医療の目的は、疾病治療から苦痛な症状の緩和に移ります。がんの苦痛な症状の緩和では、薬剤の開発が進み、医療的な介入の手段が比較的明確ですが、老衰や慢性疾患、進行した認知症の人の場合は、医療的介入を少なくすることが緩和になることが多く、その判断は困難です。より多くの医療の選択肢を持つ病院や介護施設では、結果として医療的介入をしやすく、そうではない施設や自宅では医療的介入が少なくなる傾向があります。自宅では、看取りを生活の延長線上に位置づけて考え、ケアを行います。

　このように、同じ状態である人でも、ケアを受ける場によって、本人の苦痛、症状、本人が受けられるケアは変わる可能性があるのです。

　裏を返せば、**どのような最期を送りたいかという希望は、ケアの場の選択を通じて実現させられるとも考えられます。**

　看取りケアの最終地点は死ですが、死を早めることも長引かせることもしません。一瞬の心地よさを提供することが、看取りケアの特徴です。

　死を待つと考えるのではなく、**いま目の前のこの人の苦痛を和らげるために、何ができるかを考えるといいのではないでしょうか。**

Chapter 3
Section ❷ 看取りケアのプロセス

① 最期が来る前にするべきこと

ケアのポイント

🌸 看取りケアの質は、その個人について何が心地よいと感じるか、何を選択するかなどの情報をどれだけ集めているかがポイントとなる。

🌸 話ができるうちに、どのように過ごしたいか何をしてほしくないか、何をしているときがいちばん幸せかなども聞いておく。

🌸 明確な思いが聞きだせないときは、本人の希望を推測できる情報を事前に収集しておく。

＊低下する機能に合わせて変わるケアの内容

　看取りケアといっても、ある時点で急にそれまでのケアと内容が変わるわけではありません。急な体調変化や入院、食べられなくなるなどの契機を経て、そのたびに低下する機能に合わせてケア内容を変えていきます。

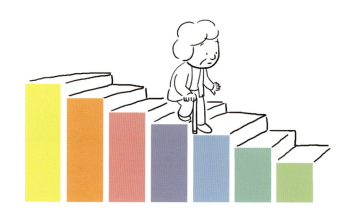

看取りケアの質は、それ以前にその人を理解するための情報をどれだけ収集しているかによって決まります。本人だったら何を心地よいと感じるか、何を選択するか判断できる情報が必要なのです。

　最近、アドバンスケアプランニング（Advance Care Planning）という考え方が広がっています。終末期になったときには自分の言葉で意思を伝えることができなくなることが多いので、事前にどうしてほしいかを伝えておきましょう、書いて残しておきましょうという取り組みです（詳しくは次項参照）。このようなことは決めるまでに時間がかかるため、早いうちから少しずつ周囲の人と話し合っておくことが重要だと考えられています。

＊話ができるうちに認知症の人の想いを聞きだしておく

　認知症は進行する病です。進行を遅らせることはできても、止めることはできません。少しずつコミュニケーションがとれなくなっていきます。

　そう考えれば、話ができるうちにどう過ごしたいのか、してほしくないことは何か、何をしているときがいちばん幸せかについて聞いておこうと思えるのではないでしょうか。

　死に向かう生き方を事前に自分自身で想定するのは困難です。将来どのように低下していくかを、医師であっても完全に予測することは不可能です。認知症が進行するなかで、どのように最期を過ごしたいかを考えることは容易ではありません。

　さらに、自律的に意思を伝えることに慣れていない高齢者にとって、事前に表明する意思は、周囲を慮り、「迷惑をかけたくない」と表現されることも少なくありません。

　しかし、周囲の人でこの言葉を、文字どおりの意味にとって、何をしてもいいのだと考える人はいないでしょう。

　何かをしたいという希望は、個人のなかから生まれでてくるというよりは、周囲の状況に合わせて何をしてほしいかが決まってくると考えたほうが自然です。本人が「こうしてほしい」と明確な希望を伝えられなくても、本人の希望を推測できるような情報収集をたとえ断片的であっても事前にしておくのが現実的なのかもしれません。

Chapter 3
Section ❷ 看取りケアのプロセス

② アドバンスケアプランニングの進め方

ケアのポイント

 これからの人生の最期に向かう人が自分の最期のあり方を自分で考える自発的な活動である。

 認知症の人の場合、家族やケア提供者の側から本人の意向などの情報収集を行うことも必要な場合がある。

＊アドバンスケアプランニングとは

　アドバンスケアプランニングとは、自分で自分のことが決められなくなったり、自分の意思を人に伝えられなくなったりしたときのために、最期を迎えるにあたってどのような医療やケアを受けたいか、高齢者本人からあらかじめ大切な人に伝えたり、書いておいたりすることをいいます。

　こうした作業は、一度だけすればよいというものではありません。何度も繰り返し行い、考え方が変化するプロセスや、最初はまとまらなかった考え方が少しずつまとまっていくプロセス全体が、アドバンスケアプランニングなのです。

　認知機能が低下すると、人生の最期にどのような医療やケアを受けたいかを自分で伝えることができなくなり、代わりに決定する人（代理決定者）が必要となります。本人が事前に指名しておくのが本来のあり方だと思いますが、日本の慣習では、多くは家族が代理決定者を担います。

　代理決定者は、生命延長にかかわる決定をするという重責を担うことになります。本人がどう考えるかに基づいて、本人の代わりに決定しなければな

りません。このとき、「本人がどう考えるか」がわからなければ、推察が困難になります。

だからこそ、終末期医療やケアの選択に関する事前の話し合いは、医療者やケア提供者と本人との間で必要なだけでなく、本人と家族の間でも必要となるのです。

＊認知症の人のアドバンスケアプランニング

アドバンスケアプランニングは、本来、これから人生の最期に向かう人が自分で考える自発的な活動です。しかし、認知症の人の場合には、家族やケア提供者から聞こうとしなければ情報収集ができない場合もあるでしょう。

認知症と診断されたり、ある程度進行してきたりしたときには、それだけでも本人にとっては衝撃なので、その後のことまで簡単に話題にできるものではありません。いまの生活を大切にしながら、機会をみて、最期までどう過ごしたいかを少しずつ聞きとっていくことになります。

話しやすいのは、「どこで最期を迎えたいか」という希望ではないでしょうか。また、「してほしくない治療」を確認しておくのも有効です。「痛いのは嫌」とか、「病院は嫌」とか、してほしくない事項については、言語化しやすいようです。

考え方を記録することも大切ですが、書く作業をおっくうと感じる高齢者もいます。認知機能が低下すればなおさらです。

日常生活や会話のなかから、人生の最期までどのように生きたいと思っているのか、直接的・間接的に理解できる情報を収集することが必要です。

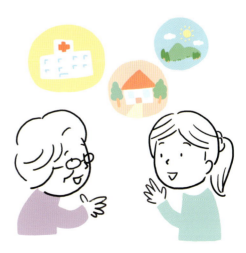

Chapter 3
Section ❷ 看取りケアのプロセス

③ 最期が近くなってから できること

ケアのポイント

 この一瞬が最期のかかわりになるかもしれないと意識してケアをする。

 認知症の人の想い・気持ちを優先する。
本人の穏やかさを犠牲にしたケアの提供は、本末転倒である。

＊このケアが最期のかかわりかもしれないと意識する

　認知症の人が、寝たきりになって、自分の意思を言葉で伝えられなくなってからは、表情や過ごし方から苦痛がないかどうか、穏やかに過ごせているかどうかを判断し、ケアの必要性を考えます。

　本人の穏やかさを犠牲にして、ケアを提供するのは本末転倒です。これまでのケアの延長線上で、本人に苦痛を与えていないか確認しながら提供します。看取りケアは、特別なことがあるわけではありませんが、「この一瞬が最期のかかわりになるかもしれない」と意識することが、特徴的だといえるかもしれません。

＊食事のケアでできること

　多くの認知症の人は、終末期に嚥下機能が低下します。
　最終的には、十分な栄養量を経口摂取することができなくなりますが、窒息や誤嚥に気をつけながらも味を楽しめるよう配慮して、食事を工夫することができます。

たとえば、甘いものや、果物、刺身（たたいたもの）などは最期まで食べられるものの代表格です。その人が好きなものを少量口に入れて味を楽しんでもらいます。誤嚥しないよう注意しながら、提供しましょう。

　客観的な評価では「嚥下不可」といわれるような機能であっても、好きなものなら飲み込める場合があります。

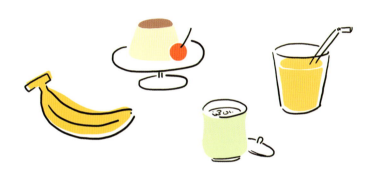

　栄養所要量を満たすために無理強いするのではなく、本人がおいしいと思っているかどうか、飲み込むことが苦痛になっていないかを確認しながら、食べられる量を提供します。

　胃ろうを選択する人もいるかもしれませんが、棒つきのアメを口に含ませたり、果汁を口唇に付けてあげたりして、味を楽しむ機会もあわせて提供するとよいでしょう。

＊入浴のケアでできること

　看取りケアの入浴は、議論の分かれるところです。入浴は、しなければいけないものでも、してはいけないものでもありません。

　看取りケアで入浴するかどうかの判断は、心地よさが提供できるかが基準になります。ケア提供者側の価値観で決めることではありません。

入浴が好きな方にとっては、最期まで入浴できることが心地よさにつながります。皮膚状態の清潔も保持できます。家族と相談したうえで、血圧の低下など体調変化に配慮しつつ入ってもらいます。

　体調から考えて難しい場合には、温かいタオルでの清拭や手浴・足浴などのケアを提供することができます。

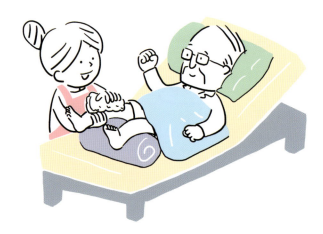

＊乾燥予防のケアでできること

　終末期では、皮膚や口腔内の乾燥が進みます。全身の乾燥は、自然な機能低下と考えられ、苦痛はないと考えられていますが、皮膚や口腔内の保湿は、苦痛を緩和すると考えられています。

　とくに、最期は口を開けて呼吸することが多いので、口の中の粘膜が乾燥します。

　そのときは、口腔ケア用のスポンジに水を含ませて、ぬぐう方法があります。果汁などを含ませると、味を楽しむこともできます。

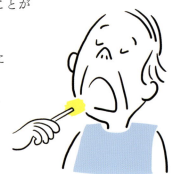

＊家族のかかわりのケアでできること

　介護施設に長く入居されていると、家族の面会が遠のくことがあります。まったく面会に来ないで、死亡後に連絡してほしいと希望する人もいます。

　それまでの本人と家族との関係性が影響していることなので、やむを得ないことですが、「最期のとき」は、かかわりの最後のチャンスです。家族に最期にかかわってもらうことは、本人にとっても、家族にとっても後悔を残さないために必要なことです。

　近年は、家族の宿泊機能のある介護施設が増えていますが、そのような設備がなくても、簡易ベッドがあれば宿泊してもらうことができます。

　一方、息を引き取りそうになったら最期に間に合うように教えてほしいと、無理難題を言う家族もいます。最期の瞬間に立ち合いたい希望は多く、介護職員の側も家族に囲まれた旅立ちを理想とする人が多くいます。

　しかしながら、最後の瞬間に立ち合えるよう、タイミングよく連絡できるとは限りません。兆候を正確に把握するために、モニターをつけたり、頻回にバイタルサインをとることは、本人に無駄な苦痛を与えることにつながるおそれもあります。

　施設で看取るということは、死をコントロールしないことでもあります。最期の瞬間は、本人と神様しか決められないと理解しておくことも必要です。

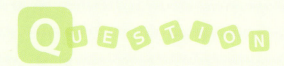

> 看取り期のケアの選択

施設に入居されたときには認知症が進行し、
自分の考えを言葉で表現することはできない状態でした。
最近は食事中も飲み込みが悪くなって遅くなり、
途中で寝てしまうことも多くなりました。
ケアの選択基準はどのように考えればよいのでしょうか？

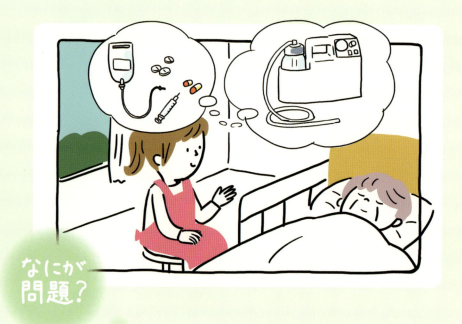

なにが問題？

 認知症が進んでおり、本人の終末期の意向が確認できない。

 食事がうまく摂れなくなり、経管による栄養摂取の必要性もある。

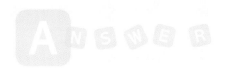

　体力が低下し、食事ができない状態になってきているということは、人生の最期に近づいていることを意味します。これからの期間には個人差があり、年単位で長い人もいれば、週単位で急速に低下する人もいます。この段階では、生きる長さではなく、生きていてよかったと思ってもらえるかどうかを基準にケアの選択を考えてみましょう。

　この状態では、胃ろう造設が提案されることもあるでしょう。この人の胃ろうについての考え方がわからない場合、どのように決めていったらいいのでしょうか。日本老年医学会の『高齢者の意思決定プロセスに関するガイドライン』によれば、本人の意向を中心に据えて、家族やケアチームとの合意で、本人の人生をより豊かにする選択をするとあります。

　では、何が本人の人生を豊かにする選択なのでしょうか。

　たとえば、家族がこの認知症の人の存在をとても頼りにしていて、言葉を返してくれるわけではなくても話しかけ、そばにいるだけで家族は安心ができるから、まだ生きていてほしい、と思っているとします。

　この場合に、胃ろうをつけて寝たきりで生活しつづけることは、この方の人生をより豊かにするかもしれません。家族にとっては、この方の存在の喪失を受け入れるまでには時間がかかり、そのための心の準備期間になるのかもしれません。

　しかし一方、胃ろうをつけたまま寝たきりで、誰が来るわけでもなく、食事を口にすることもなく、毎日を過ごすとしたら、どうでしょうか。

　胃ろうが、この方の人生をより豊かにするツールになっているかを考えることが求められます。

Chapter 3
Section ❸ 介護施設の看取りに必要な医療観

1 介護施設での看取りケアにおける看護師の役割

ケアのポイント

🌸 介護施設は、入居者が自宅の代わりに居心地よく過ごす場である。
看護師の役割は、病院とは異なる。

🌸 提供する医療の必要性や、苦痛を与えてはいないか、入居者の状態に適した医療であるかをアセスメントする視点が必要。

＊**入居者が穏やかに最期を迎えられるケアを提供する**

　介護施設に勤務する看護師の多くは、病院での看護経験を基本にしています。そのため、病院での看護の価値観を、介護施設のケアに適用させている人も少なくありません。配置医が医療的管理を重視する場合にはなおさらです。

　しかし、介護施設は、入居者が自宅の代わりに生活する場であり、そこで最期を迎える手伝いをするのが、看取りケアです。介護施設に所属する看護師は、入居者が居心地よく生活できるよう支援するうえで必要な医療を担います。治療が重視される病院とは、看護の役割が異なります。

　とくに看取りケアは、入居者に残された人生を、穏やかに過ごしてもらうことが主な目的です。提供する医療が本当に必要なのか、苦痛を与えてはいないか、入居者の状態に適した医療であるかどうかをアセスメントする視点が求められます。

　介護施設で働く看護師の一部は、医療的な介入を何もせずに最期の日々を過ごすことに慣れません。病院であれば、モニターでバイタルサインが管理できますが、介護施設ではないのが普通です。

＊本当に必要なケアかを考える

　ただ最近は、介護施設でもモニターを設置している所もあるようです。しかしその場合でも、何のために使用するのかを考える必要があるかもしれません。介護施設の看取りケアの目的は、穏やかに居心地よく過ごしてもらうことです。バイタルサインを頻繁に測定することは本当に必要なのでしょうか。

　苦しい医療処置の一つに、喀痰吸引があります。自力で排出できない痰を、機械の力で吸い出すわけですが、終末期になるほど痰を排出する力が低下するために、吸引回数も増加します。どんなに苦痛な表情をされても、誤嚥や窒息のリスクを減らすためにはやむを得ないことと考え、安易に回数を増やしていないでしょうか。吸引器に頼る前に、本人に排出の機能が残されているのかどうかを検討しましょう。また、体位を変換するタイミングや、ギャッチアップする時間に咳き込んでもらい、痰を出すことができるかを確認してみましょう。

　経管栄養の場合には、提供量が過剰になり、痰の量を増やしていることもあります。痰の発生そのものを抑制できないかについても検討することが重要です。

＊生活の場に必要な医療の価値観を確立する

　医師との関係のつくり方も、介護施設の看取りケア体制のカギになります。医師が看取りに積極的で、支援的であれば、医師との関係構築は難しくありません。

　しかしなかには、看取りについて理解が得られず、施設内での医療的管理を過剰に期待される場合があります。看護師が医師の価値観に沿って施設内のケア方針を定めてしまうと、医療依存度を高めるおそれがあります。

　看護師が、生活の場に必要な医療についての価値観を確立していると、施設ケアが安定します。また、看護師がそれについて、治療の選択時に医師に伝えつづけることによって、医師の理解も変わります。

　介護施設が生活の場としての価値を維持できるかどうかは、看護師の医療観にかかっているといっても過言ではないでしょう。

Chapter 3

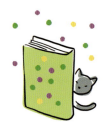

参考文献

1) 特別養護老人ホームにおける施設サービスの質確保に関する検討委員会(2007)「特別養護老人ホームにおける看取り介護ガイドライン」特別養護老人ホームにおける施設サービスの質確保に関する検討報告書別冊. 三菱総合研究所
http://www.mri.co.jp/project_related/hansen/uploadfiles/HLUkouseih18_3.pdf [アクセス:2017年4月1日]
2) 川上嘉明(2015)『はじめてでも怖くない:自然死の看取りケア』メディカ出版
3) 島田千穂(2013)「特養の入居者の最期を看取るということ:看取りにかかわる職員の不安とその乗り越え方(特集 施設で看取る)」『ふれあいケア』19(7), 12-17
4) 島田千穂(2014)「施設のなかで(特集 認知症の終末期をめぐって - その人らしい"しめくくり"とは)」『認知症の最新医療』4(1), 12-15
5) 島田千穂, 伊東美緒(2016)『認知症・超高齢者の看取りケア実践』日総研出版
6) 島田千穂, 堀内ふき, 鶴若麻理, 高橋龍太郎(2013)「特別養護老人ホームにおける看取りケア実施状況と関連要因」『老年社会科学』34(4), 500-509
7) 島田千穂(2016)「地域包括ケアシステムのなかの看取り」『ふれあいケア』3月号, 1-14
8) 櫻井紀子編著(2009)『高齢者介護施設の看取りケアガイドブック:「さくばらホーム」の看取りケアの実践から』中央法規出版
9) Keegan, L., Drick, C. A. (2011), *End-of-life: Nursing solutions for death with dignity*. New York: Springer Publishing Company
10) Bern-Klug, M. (2009), "A Framework for Categorizing Social Interactions Related to End-of-Life Care in Nursing Homes", *Gerontologist* 49(4), 495-507
11) 日本老年医学会「高齢者ケアの意思決定プロセスに関するガイドライン:人工的水分・栄養補給の導入を中心として」(https://www.jpn-geriat-soc.or.jp/proposal/pdf/jgs_ahn_gl_2012.pdf) [アクセス:2017年7月1日]

INDEX 索引

【アルファベット】

AD (Alzheimer's Disease)
　　　→アルツハイマー型認知症の項

Advance Care Planning
　　　→アドバンスケアプランニングの項

BPSD (Behavioral and Psychological Symptoms of Dementia)
　　　→行動・心理症状の項

DLB (Dementia with Lewy Bodies)
　　　→レビー小体型認知症の項

HDS-R (Revised version of Hasegawa's Dementia Scale)
　　　→改訂長谷川式簡易知能評価スケールの項

MCI (Mild Cognitive Impairment)
　　　→軽度認知障害の項

MMSE (Mini Mental State Examination)
　　　→ミニメンタルステートの項

【あ】

アイコンタクト	033
アクティビティ	099
足のふみしめが変な感じ	051
アドバンスケアプランニング	178
アルツハイマー型認知症	048
意欲低下	052
入り口問題	056
医療区分	150
往診	070
往診医	124, 126
オーダーメイド	167
驚かせないケア	044

【か】

- 介護支援専門員 ……………………… 086
- 介護認定 ……………………………… 080
- 介護認定審査 ………………………… 080
- 介護保険サービス …………………… 080
- 介護老人保健施設 …………………… 134
- 改訂長谷川式簡易知能評価スケール … 073
- かかりつけ医 ………………………… 068
- 可逆性の疾患 ………………………… 068
- 家族 …………………………… 054, 056, 060
- 家族へのサポート …………………… 106
- 感情記憶 ……………………………… 112
- 感情の不安定 …………………… 053, 145
- キーパーソン ………………………… 054
- 帰宅願望 ……………………………… 100
- 嗅覚低下 ……………………………… 050
- 急性期病院 …………………………… 164
- 虚血性心疾患 ………………………… 049
- 近時記憶障害 ………………………… 049
- 空間失認 ……………………………… 027
- グループホーム ………………… 136, 146
- ケアスタッフのアプローチの速さ … 024
- ケアの見える化 ……………………… 161
- ケアプラン …………………………… 080
- ケアマネジャー ➡介護支援専門員の項
- ケアユニット ………………………… 134
- 軽度認知障害 …………………… 048, 064
- ケースカンファレンス ……………… 116
- 血管性認知症 ………………………… 052
- 言語コミュニケーション …………… 038
- 言語理解の障害 ……………………… 048
- 幻視 …………………………………… 051
- 高血圧 ………………………………… 053
- 高次脳機能障害 ……………………… 027
- 公正原則 ……………………………… 147
- 行動・心理症状 ………………… 029, 094
- 高齢者の意思決定プロセスに関するガイドライン … 185
- 声かけ ………………………………… 038

【さ】

- サービス付き高齢者向け住宅 … 134, 142
- サービス利用拒否 …… 076, 092, 096, 098
- 錯視 …………………………………… 051
- 散歩プログラム ……………………… 095
- 時間見当識障害 ………………… 048, 074
- 脂質異常症 …………………………… 053
- 失行 …………………………………… 027
- 失認 …………………………………… 027
- 周辺症状 ➡行動・心理症状の項
- 終末期医療 …………………………… 175
- 主治医意見書 ………………………… 069
- 受診勧奨 ……………………………… 065
- 小規模多機能ホーム ………………… 136
- ショートステイ ……………………… 110
- 食事介助 ……………………………… 044
- 自立支援 ……………………………… 150
- 自律神経症状 ………………………… 051
- 自立尊重原則 ………………………… 147
- 新オレンジプラン …………………… 165
- 神経変性疾患 …………………… 048, 050
- 心房細動 ……………………………… 053
- 診療報酬 ……………………………… 150
- 正常圧水頭症 ………………………… 068
- 生命倫理の4原則 …………………… 147
- 責任の所在の棚上げ ………………… 030
- 善行原則 ……………………………… 147
- 前頭葉機能低下 ……………………… 053
- その人らしくない振る舞い ………… 056

【た】

- タクティールケア …………………… 036
- 立ちくらみ …………………………… 051
- 地域包括支援センター ………… 078, 082
- 中核症状 ……………………………… 029

昼夜逆転	158
通所系サービス	090
デイサービス	116
糖尿病	053
動脈硬化性変化	052
特別養護老人ホーム	134, 144

【な】

入所施設	132
入浴拒否	043, 156
認知機能の変動	050
認知症看護認定看護師	165
認知症施策推進総合戦略 ➡ 新オレンジプランの項	
認知症初期集中支援チーム	078
認知症の気づきチェックリスト	073
脳血管障害	052
脳梗塞	052
脳出血	052

【は】

パーソンセンタードケア	016
徘徊	140
排泄	045
バリデーション	033
非言語コミュニケーション	032
ヒッププロテクタ	135
頻尿	051
不安	040
ふれる	036
便秘	051
暴言・暴力	138
訪問介護員	108, 118
訪問看護師	103, 108, 120, 122
訪問系サービス	102
訪問歯科医	128
訪問診療	070

訪問リハビリステーション	130
訪問リハビリテーション	130
ボランティア	137

【ま】

慢性硬膜下血腫	068
看取り	172, 186
看取りケア	180
看取りケアの目標設定	174
ミニメンタルステート	073
民生委員	082
無危害原則	147
目の調節障害	051
めまい	051
目を合わせる	033
モチベーション	026
物盗られ妄想	114
もの忘れ外来	072

【や】

有料老人ホーム	134
ユマニチュード	033, 038
抑うつ症状	050

【ら】

療養型病院	148, 150, 160, 162
リロケーションダメージ	144
倫理的側面	152
レクリエーション	026
レビー小体型認知症	050
レム睡眠行動障害	050
弄便	152

認知症の人の「想い」からつくるケア
──在宅ケア・介護施設・療養型病院編

2017年7月31日　初版第1刷発行

- 監　修　井藤英喜
- 編　著　伊東美緒
- 発行人　赤土正幸
- 発行所　株式会社インターメディカ
  〒102-0072　東京都千代田区飯田橋2-14-2
  TEL.03-3234-9559　FAX.03-3239-3066
  URL http://www.intermedica.co.jp
- 印　刷　図書印刷株式会社
- デザイン　甲賀友章（Magic-room Boys）

ISBN978-4-89996-369-1

定価はカバーに表示してあります。

本書の内容（本文、図表、写真、イラストなど）を、当社および著作権者の許可なく無断複製する行為（複写、スキャン、デジタルデータ化、翻訳、データベースへの入力、インターネットへの掲載など）は、「私的使用のための複製」などの著作権法上の例外を除き、禁じられています。病院や施設などにおいて、業務上使用する目的で上記の行為を行うことは、その使用範囲が内部に限定されるものであっても、「私的使用」の範囲に含まれず、違法です。また、本書を代行業者などの第三者に依頼して上記の行為を行うことは、個人や家庭内での利用であっても一切認められておりません。